コメディカルのための
専門基礎分野テキスト

シリーズ監修

自治医科大学名誉教授　　北村　諭
日本内科学会名誉会員
埼玉県立大学前学長　　北川定謙

自治医科大学名誉教授　北村　諭　著
日本内科学会名誉会員

医学概論 改訂7版

中外医学社

第7版の序

　本書が最初に出版されたのは 2001 年 4 月で，第 6 版が出版されたのは，2017 年 3 月でした．それから 3 年が過ぎ去り，2020 年には改訂第 7 版が出版されることになりました．この 3 年間に限っても，医学の進歩は実に目覚ましいものがあります．

　日本の医学生理学賞は，2012 年の山中伸弥氏による iPS 細胞の発見，2015 年の大村 智氏による熱帯感染症の特効薬の発見，2016 年の大隅良典氏のオートファージの機序解明，2018 年の本庶 佑氏による免疫チェックポイント阻害因子の発見とがん治療への応用と，まさに世界をリードするものであります．

　本書では，最近の医学の進歩を取り入れ，話題の疾患とその治療法について可能な限り記載しました．種々の統計については，最新版の「国民衛生の動向 2019/2020」を参考に全面的に改訂しました．今回の改訂により，本書の内容は一段とレベルアップされ，本邦における「医学概論」の最高峰に位置する教科書にする事が出来ました．

　本書は，コメディカルの皆様方やコメディカルを目指している優秀な学生の座右の書としてお役に立つものと確信しております．

　2020 年 3 月

北村　諭

初版の序

　様々なドラマが演じられた 20 世紀も終わり，人類はいよいよ 21 世紀を迎えました．これからの日本の医療は一体どうなるのでしょうか？　高齢者医療の問題，国民医療費の問題，介護保険制度など，まだまだ解決すべき多くの課題が山積しています．

　振り返ってみると，20 世紀は，医師中心の医療でした．しかし，高齢化社会に突入したわが国の 21 世紀の医療は，医師，看護婦（師），理学療法士，作業療法士，社会福祉士，管理栄養士などによる協同作業になるものと思われます．

　従来，医師以外の医療従事者はパラメディカルと呼ばれていました．パラとは側面，補助といった意味であり，パラメディカルとは医師の仕事を補助する職業であると考えられていました．しかし，これからの医療は，医師のみでは絶対に不可能であります．看護婦（師），理学療法士，作業療法士，社会福祉士などとの密接な協力が必要不可欠であるといっても過言ではありません．したがって，今日ではパラメディカルの代わりに，医療協同従事者という意味で，コメディカルという呼称が用いられるようになりました．

　コメディカルの理学療法士，作業療法士，社会福祉士は，医療の協同従事者という立場にある以上，可能な限り幅広い医学知識を持つ必要があり，また持つことが要求されます．このような医学知識をメディカル　コモンセンスと言います．

　本書は，コメディカルのための医学概論，一般臨床医学のテキストであり，コメディカルに必要とされるメディカル　コモンセンスをわかりやすく解説したものであります．

　本書が，コメディカルの方々，コメディカルを目指す学生の皆さんの座右の書としてお役に立つものと確信する次第であります．

　　2001 年 3 月

　　　　　　　　　　　　　　　　　　　　　　　　　　　北村　　諭

目次

第1章　医学の定義とその使命　　1

1. 医学とは何か……………………………………………… 1
2. 医学の使命………………………………………………… 3

第2章　医学の歴史　　5

1. 近代医学への道程………………………………………… 5
2. 20世紀・21世紀の医学 ………………………………… 7

第3章　近代医学の発展と医の倫理　　10

1. ヘルシンキ宣言とインフォームド コンセント ……10
2. 脳死判定と尊厳死…………………………………………11

第4章　人体の構造と機能　　14

1. 人体の構成…………………………………………………14
2. 細胞は臓器の基本ユニットである………………………16
3. 骨・筋肉……………………………………………………17
4. 血液…………………………………………………………17
5. 循環器系……………………………………………………19
6. 呼吸器系……………………………………………………23
7. 消化器系……………………………………………………27

目次

8. 泌尿器系……………………………………………………31
9. 内分泌系とホルモン………………………………………33
10. 神経系………………………………………………………36
11. 生殖器系……………………………………………………40
12. 皮膚…………………………………………………………42
13. 感覚器………………………………………………………43

第5章　臨床医学総論　主要症状からその原因を探る　45

1. 発熱…………………………………………………………45
2. ショック……………………………………………………46
3. 浮腫（むくみ）……………………………………………47
4. 悪心・嘔吐…………………………………………………48
5. 下痢…………………………………………………………49
6. 便秘…………………………………………………………49
7. 腹痛…………………………………………………………50
8. 食欲不振……………………………………………………52
9. 呼吸困難……………………………………………………52
10. 胸痛…………………………………………………………53
11. 頭痛…………………………………………………………55
12. めまい（眩暈）……………………………………………55
13. 運動麻痺……………………………………………………56
14. 不随意運動…………………………………………………56
15. 排尿異常……………………………………………………57
16. 咳……………………………………………………………57
17. 喀血・血痰…………………………………………………58
18. 吐血…………………………………………………………59
19. 動悸…………………………………………………………60

第6章 臨床医学各論 主要な疾患とその対応 61

1.	国際疾病分類	61
2.	呼吸器疾患	63
3.	循環器疾患	67
4.	消化器疾患	69
5.	代謝・内分泌疾患	72
6.	腎臓・泌尿器疾患	74
7.	血液・造血器疾患	76
8.	神経・筋疾患	78
9.	精神疾患	81
10.	アレルギー性疾患	84
11.	膠原病・その他の全身疾患	85
12.	感染症	87
13.	中毒性疾患	90
14.	運動器疾患	92
15.	皮膚疾患	94
16.	婦人科・妊産婦疾患	98
17.	小児疾患	103
18.	眼疾患	107
19.	耳鼻咽喉疾患	110
20.	メタボリックシンドローム	113

第7章 人口統計と疾病の変化 115

1.	人口静態 – 人口の規模と構成	115
2.	世界人口の動向	117
3.	人口動態 – 保健水準の指標	120

第8章　健康状態と受療状況　129

1．健康状態……………………………………………… 129

2．受療状況……………………………………………… 132

第9章　医療保障制度　135

1．社会保障制度と医療保障…………………………… 135

2．医療保険……………………………………………… 136

3．老人医療……………………………………………… 136

4．介護保険制度………………………………………… 137

5．国民医療費…………………………………………… 138

第10章　医療関係の職種と現状　140

1．医師…………………………………………………… 140

2．歯科医師……………………………………………… 140

3．薬剤師………………………………………………… 141

4．保健師………………………………………………… 141

5．診療放射線技師……………………………………… 141

6．助産師………………………………………………… 141

7．看護師・准看護師…………………………………… 142

8．歯科衛生士・歯科技工士…………………………… 142

9．理学療法士…………………………………………… 142

10．作業療法士…………………………………………… 142

11．言語聴覚士…………………………………………… 143

12．臨床検査技師………………………………………… 143

13．衛生検査技師………………………………………… 143

14．社会福祉士…………………………………………… 143

15．介護福祉士…………………………………………… 144

16. 臨床工学技士・義肢装具士……………………… 144

17. 救急救命士…………………………………………… 144

18. あん摩マッサージ指圧師，はり師，きゅう師，

　　柔道整復師………………………………………… 144

第11章　医療施設の種類と現状　146

1. 病院・診療所・病床……………………………… 146

2. 療養型病床群……………………………………… 147

3. 病院の従事者……………………………………… 148

第12章　保健医療対策　149

1. 母子保健対策……………………………………… 149

2. 老人保健対策……………………………………… 150

3. 精神保健対策……………………………………… 151

4. 精神障害者福祉および社会復帰対策…………… 151

5. 歯科保健対策……………………………………… 152

6. 感染症対策………………………………………… 152

7. エイズ（AIDS）対策 …………………………… 165

8. 結核対策…………………………………………… 166

9. 難病対策…………………………………………… 172

10. 腎不全対策………………………………………… 173

11. 角膜移植対策……………………………………… 176

12. 脳死患者からの臓器移植………………………… 177

13. 造血幹細胞移植…………………………………… 177

第13章　医師法・薬事法・衛生法規　179

1. 医事法規…………………………………………… 179

2. 薬事法規…………………………………………… 186

vi 目 次

　　3．保健衛生法規……………………………………… 187
　　4．環境衛生法規……………………………………… 188
　　5．公害関係法規……………………………………… 188

索引…………………………………………………………… 189

第1章
医学の定義とその使命

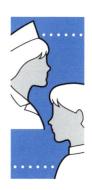

1 医学とは何か

　病気や死は，生物にとって避けることのできない現象ということができよう．したがって，人類がこの地球上に出現するのと同時に，さまざまな病気も出現したわけである．おそらく，旧石器時代の大古から，病気の時には，種々の薬草や昆虫，動物の臓器，鉱石などが経験的に薬として使用されてきたものと思われる．呪術なども用いられていたが，これは現代でも，一部の地域では病気の治療に用いられている．

　人類がゆっくりと進化するにつれて，部族の中に祈祷師をかねた医術者が生まれてきたわけである．しかし，これはあくまで医術であって，医学ではない．医術が医学へと脱皮できたのには，紀元前500年頃に生まれたギリシャの医師ヒポクラテスの力に負うところが大きいといえよう．

　では，医術と医学はどのように違うのだろうか？　医術は，基本的にはある個人に限定された知識や能力であり，時に，ある一族に世襲されるものである．医術は，秘伝的なものであり，広く世間に公開されるものではない．一方，医学は基本的にはその技術や知識を共有し，広く公開されるものである．

　それでは医学を定義してみよう．医学とは，「心や身体の病気を治し，健康を維持・増進させる学問」である．さらに，もう少

し詳しく表現してみると,「医学とは,自然科学の法則を基にして,個人の生命現象を取り上げ,病気の原因や症状の起こるメカニズムを解明し(基礎医学),病気を診断・治療する方法を確立し(臨床医学),個人や集団のために発病を予防し,健康を維持する(予防医学)学問」であるということができる.

広義の医学には,自然科学としての医学の他に,社会科学としての医学,生命倫理,医学教育なども含まれる.図1に医学の構成をシェーマで示した.

1) 自然科学としての医学

基礎医学や臨床医学,予防医学以外に,よい居住環境,安全な職場環境の整備を目指す環境医学と産業医学がある.その他に,

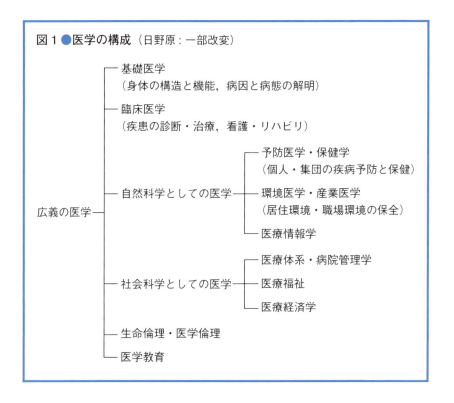

図1 ●医学の構成(日野原:一部改変)

近年，情報科学の進歩とコンピューター技術の確立・普及に伴い，医学研究や日常診療において，画期的な情報処理方式が導入された結果，医療情報学という専門領域があらたに加わった．

2) 社会科学としての医学

この領域には，医療体系・病院管理学，医療福祉，医療経済学が含まれる．

3) 生命倫理

医学倫理（medical ethics）ともいわれ，医療の倫理的側面を扱うもので，遺伝子工学や高度先進医療における“医療の人道主義”に関する学問である．

4) 医学教育

医療のすべての領域における従事者，すなわち，医師，看護師，作業療法士，理学療法士，介護福祉士，臨床検査技師，放射線技師などの教育・育成のみならず，社会や患者にとって最良の医療を提供するために，生涯を通した自己教育・生涯教育の場を提供することである．

2 医学の使命

医療に従事する者は，現に病気で苦しんでいる人，すなわち患者を治療し，その苦痛を和らげるために，誠心誠意努める必要がある．さらに，現在まだ病気にかかっていない個人や集団をさまざまな疾病の罹患から防御しなければならない．患者の治療や疾患の予防に際しては，医師，看護師，保健師，臨床検査技師，作業療法士，理学療法士，言語聴覚士，介護福祉士，放射線技師，薬剤師，栄養士，医療ソーシャル ワーカーなどが，力を合わせてこれに当たる必要がある．

従来，医師（メディカル）に対して，その他の医療従事者をパラメディカル（二次的医療従事者）と称していた．しかし，今や，これらの医療従事者は，近代医療を行うに際して欠くことのできない専門職である．したがって，最近では，医師と協力して医療に当たる医療従事者という意味で，コメディカル（医療協同従事者）という名称が用いられている．医師とコメディカルを総称して，ヘルス プロフェッショナルまたは，ヘルス チームという場合もある．このようなチームの中で，医師は，病気の診断・治療・予防において，いわばオーケストラの指揮者の役目を演じ，看護師は，医療を受ける患者の側に立って，患者のための生活的配慮をする，いわばコンサートマスターの役割を演じる．その他のコメディカルは，それぞれの楽器を演奏して，すばらしい交響曲が奏でられることになるわけである．

「医は仁術である」と古くからいわれている．しかし，これは，医療に従事する者は報酬を期待せずに，社会に奉仕すべきであるということではない．労働に対する適正な報酬は受け取るが，また同時に，病める者のために，誠心誠意，最高の治療を行わなければならない．医療行為をする場合には，患者個人の人格を尊重し，また個人が集まって形成される社会を尊重しなければならない．医療従事者は，病気を治すのではなく，病人を治すということを決して忘れてはならない．

第2章
医学の歴史

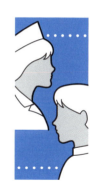

1 近代医学への道程

　人類の出現とともに，病気や外傷に対する原始的な治療や呪術が用いられてきた．紀元前5,000年頃には，中国に神農と称する医の神様がいたという．エジプトでも，紀元前2,900年頃にインホテプという神格化された医師がいた．インドでも紀元前1,500年頃に書かれたベーダ医典があり，それによると，すでに外科療法も発達していた．紀元前400年頃には，ギリシャのコス島を中心に活躍した**ヒポクラテス**（Hippocrates）が現れた．彼は，健康と病気を自然の現象として科学的に観察し，医学を魔法から引き離した人物で，経験科学の生みの親といわれている．彼は，病気は血液，粘液，黄胆汁，黒胆汁の調和が乱れるために起こると考え，これを回復するためには，適切な食事，新鮮な空気，充分な睡眠，運動と休息が必要であるとし，さらに薬物を使用した．また，彼の書いた「**ヒポクラテスの誓い**」は長い年月，医師の道徳律とされてきた．

ヒポクラテスの誓い
　患者の利益になると思う治療法を選び，患者に害となる方法は取らない．死に導くような薬は与えない．流産もさせない．患者の身分や性別による差別をしない．秘密は人に漏らさない，など

6   第2章　医学の歴史

と記載されている．さらに，自分に医学を教えてくれた人の子孫には無報酬で医術を教えるとしている．

その後，ギリシャ，ローマの衰退，アラブ世界の繁栄により，西洋医学の流れは一時アラビアに移り，そこで保護されていたが，十字軍の遠征により再びヨーロッパの地に里帰りし，ルネッサンスの到来とともに，近代医学への衣替えが始まることになる．当時，レオナルド ダ ヴィンチが精巧な人体の内部構造を絵に描いているが，まだ，心臓や血液循環のメカニズムは理解されていなかった．

近代医学は，1628年，血液の循環の生理を初めて解明したハーヴェイ（Harvey W）の研究成果の発表に始まるといわれている．彼は，「動物における心臓と血液の運動に関する解剖学的研究」において，人体には大循環と小循環のあることを明らかにした．その後，1761年にアウエンブルガーによる打診法の開発，1819年にラエンネックによる聴診器の発明により，近代の臨床医学が誕生したといえよう．一方，イギリスのジェンナー（Jenner E）は1796年に牛痘接種による天然痘の予防に成功した．

1800年からイギリスは産業革命の時代に入り，医学も従来の固定した学説から脱却して，生命現象を科学的に観察する気風が生まれるようになった．ベルナール（Bernard C）が「実験医学序説」の著作を通して，生理学に実験的手技を導入し，パスツール（Pasteur L）は，穀物や食べ物が発酵したり腐敗するのは微生物が原因であることをみいだした．イギリスの外科医リスター（Lister J）は，感染も同様に微生物によると考え，石炭酸による消毒法を初めて手術に応用した．コッホ（Koch R）は結核菌やコレラ菌を発見し，細菌と疾患との因果関係を明らかにした．また，ウイルヒョウ（Virchow R）は細胞病理学を確立した．1895年にはレントゲンがX線を発見し，現在の放射線診断学の基礎が確立されたわけである．

2 20世紀・21世紀の医学

1) 病原体の発見と抗菌剤の発見

19世紀に引き続いて，各種の病原細菌が発見され，さらに，スピロヘータやウイルスも発見された．したがって，病気の原因と症状との因果関係が次第に明らかになってきた．1927年には，フレミング（Fleming A）によりペニシリンが発見され，肺炎球菌性肺炎の治療に絶大な威力を発揮した．その後，数多くの抗生物質が発見されたが，抗菌作用の他に抗癌作用のある薬剤もみいだされ，感染症の治療は飛躍的な進歩を遂げた．1980年には，WHOが天然痘の撲滅宣言を出した．また，ポリオに対してもワクチン療法が成功し，発症例は激減した．結核やハンセン病も抗菌剤の出現によりほぼ制御できる疾患となってきた．その当時，人類は，感染症を克服した，特に結核は過去の病気となった，と公言するようになった．

近年になり，後天性免疫不全症候群（acquired immune deficiency syndrome: AIDS）が出現し，その治療法はまだ充分には確立されていないのが現状である．また，クロイツフェルト-ヤコブ病のプリオンに対しても，有効適切な治療薬はない．また，エボラ出血熱，ニパウイルス感染症，新型インフルエンザといった，人類にとってまったく新たなウイルス感染症も出現してきた．

さらに，感染症の逆襲といった現象がみられるようになった．前述の新型ウイルスもその一つであるが，耐性菌の出現がそれである．たとえばMRSA（耐性黄色ブドウ球菌），MRSAに唯一有効なバンコマイシンにも耐性のVREである．また，多剤耐性の結核菌が話題となっている．

2) 診断技術と治療法の進歩

診断技術の面では，さまざまな血液生化学的検査が容易に行わ

れるようになり，また，血清学的検査も容易になった．内視鏡検査も臨床医学の発展に寄与するところが大きかった．胃内視鏡，気管支鏡，大腸ファイバースコープも日常ルーチンの検査となり，近年，胸腔鏡も繁用されるようになった．また，これらの内視鏡を用いた外科的手術も普及し，胆嚢摘出術，胸腔鏡下腫瘍摘出術，胸腔鏡による肺気腫の治療，前立腺肥大の治療，血管内視鏡による血栓除去手術なども盛んに行われている．

コンピューター断層撮影法（computed tomography: CT）の出現は，放射線診断学の領域で，実に画期的な出来事であった．脳卒中の診断，肺癌の早期診断，肝臓癌の診断，その他腹部臓器の診断において，もはや欠かせない検査法となった．磁気共鳴画像診断法（magnetic resonance imaging: MRI）も頭部，胸部，腹部などの病変の検出に際して必要不可欠な検査法となった．超音波検査法も日常診療においてその威力を発揮している．また，ホルモンなどの血液中の微量物質の測定も，ラジオ イムノアセイ（RIA）法，エンザイム イムノアセイ（EIA）法などの免疫学的測定法により，容易に行えるようになった．肺機能，心電図，筋電図，脳波といった生理学的検査も，日常臨床に欠かせないものとなった．感染症の確定診断のためには，患者検体から病原体の分離・同定が必要である．そのためには，一般細菌でも最短で2～3日，結核菌では1～2カ月を要する．近年，病原体検出に遺伝子診断法が実用化され，DNA，RNAを増幅するいくつかの方法が開発された．PCR（polymerase chain reaction）法，LCR（ligase chain reaction）法，MTD法がそれである．

治療法についても，各種感染症に対する抗生物質，抗菌薬が開発され，多くの感染症が完治可能となった．近年，生物学的製剤が次々と開発され，従来難治とされていた関節リウマチ，潰瘍性大腸炎なども完治可能となってきた．また，感染症に対するワクチン療法も，疾病の予防に活躍している．麻酔技術や外科手術手技も進歩し，低体温麻酔や人工心肺を利用した脳や心臓・大血管

の手術も可能となった．免疫抑制剤の開発により，臓器移植もさかんに行われるようになった．体外人工授精の技術も進歩し，不妊症の有力な治療法となった．現在は，ヒトの胚細胞を用いた人工臓器が最大の課題となっている．2012年秋には，京都大学の山中伸弥教授がノーベル医学生理学賞を受賞した．あらゆる組織に分化する可能性を秘めたiPS細胞を初めて作製した業績に対するものである．すでに網膜の再生が実用化されつつあり，今後，心筋，脳細胞，脊髄など多彩な臓器や組織の再生医療に無限の可能性を与えることになろう．

第3章
近代医学の発展と
医の倫理

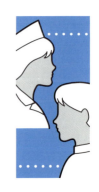

1 ヘルシンキ宣言とインフォームド コンセント

　医学が進歩し，従来の感染症はほぼ制圧され，栄養状態や居住環境の改善と相まって，ヒトの寿命は延長し，医療技術の向上・進歩により，多くの難病の治療も可能となってきた．

　新薬が発見されると，まず動物実験でその効果と副作用が検討される．ついで患者で同様な試験をして，それに合格すれば，初めて薬として認可され，一般の医師が患者に投薬できるようになる．第二次世界大戦の最中に，ナチスドイツがユダヤ人に強制的に，非人道的な人体実験を行ったことに対する国際軍事裁判が，ニュールンベルグで開かれた．その結果，1947年に，「ニュールンベルグの倫理綱領」が出された．それによると，医学研究を行う場合には，被験者の自発的同意が必要であること，傷害や死亡事故を起こすような実験をしてはいけないこと，被験者の意志により実験をいつでも中止できること，がうたわれている．1964年には，第18回世界医師会総会において「ヘルシンキ宣言」が採択され，その後，1975年の東京大会，1983年のベニス大会で内容の補足がなされた．それによると，人間を対象とした医学的な実験を行う場合の基本的な考え方が述べられている．被験者の利益が，常に学問上や社会的利益に優先されなければならないこと，実験計画は，実験当事者の入らない特別に任命された委員会

で検討されなければならないこと，充分なインフォームド コンセントを得なければならないことなど被験者の利益と自己決定権を尊重しなければならないことが述べられている．

2 脳死判定と尊厳死

1）脳死判定

　一昔前までは，死の判定は単純明解で，実に大ざっぱなものであった．脈拍が触れず，心音が聞かれず，呼吸が停止し，対光反射が消失して散瞳していれば，死が宣告された．しかし，このような場合でも，心電図を取れば電気信号があり，心肺蘇生術すなわち心臓マッサージと人工呼吸を行えば生き返ることがある．また，当然のことであるが，脳波をとってみると，まだ脳波がみられるわけである．では一体，何をもって個体の死とすべきなのだろうか？

　欧米では，近年，脳死患者からの臓器移植が盛んに行われている．臓器移植を行う場合には，脳死の段階で新鮮な臓器を摘出し移植すれば，その成功率は明らかに高い．一方で，完全に死亡していない時期に臓器を取り出すのは，人道上問題がある．本邦でも，この十数年来，脳死の判定をめぐって検討されてきた．1985年12月に，「脳死に関する研究班」が脳死の判定基準を作成した．これによると，脳死の判定対象を一次性および二次性の脳障害患者とし，6歳未満の乳幼児や急性薬物中毒患者は除外するとした．

　　　一次性：脳挫傷・脳出血など脳の急性一次性病変によるもの
　　　二次性：心停止や窒息が原因で脳虚血が起こり，脳の機能が
　　　　　　　障害されたもの

脳死判定基準

　　1．深い昏睡
　　2．自発呼吸の消失

3. 瞳孔が固定し，瞳孔径は両側ともに4mm以上になる
4. 対光反射・角膜反射・毛様脊髄反射・眼球頭反射・前庭反射・咽頭反射・咳反射の消失
5. 脳波が平坦となる
6. 以上の条件が満たされた後，6時間経過をみても変化がない．ただし，二次性脳障害，6歳以上の小児では，6時間以上観察する

　脳死判定にはさまざまな見解があり，問題が多い．1997年には脳死臓器をドナーとする臓器移植法案が可決され，肺移植も実施可能となった．この後3年間に，脳死と判定されたドナーからの心臓，肝臓，腎臓などの移植が10例ほど実施されたが，肺移植はまだ3例ほど行われているに過ぎない．このような現状をふまえ，「自国人の移植は自国内で」というイスタンブール宣言を受けて，2009年に臓器移植法が改正された．本人の意思が不明の場合には，家族の書面による承諾で脳死臓器提供が可能となり，脳死臓器提供数は約5倍に増加し，小児の心臓移植への門戸が開かれる事となった．心臓移植も2017年1年間で，55例が施行され，脳死肝臓移植も57例が施行された．腎臓移植も2018年の1年間で，1,599例が施行された．脳死肺移植も2018年の1年間で，58件が施行されている．

　現在，米国では，年間1,000例以上の心臓移植が施行されており，また，肺移植も年間400例以上が実施されている．近年，優れた免疫抑制剤が開発され，手術手技の向上・進歩に伴い，術後生存期間も著明に延長してきた．

2) 尊厳死
　死の三つの徴候として，呼吸停止，心停止，散瞳があれば，従来，医師は患者が死亡したと判定できた．しかし，人工呼吸装置や延命技術が長足な進歩を遂げたため，中枢神経の働きが消失し

ても，呼吸を続け，心臓が拍動を続ける植物状態がみられるように
なった．また，終末期医療における苦痛からの解放という意味
からも，尊厳死という問題が提起されるようになった．脳死判定
や尊厳死を受け入れるか否かという問題も含めて，意識の明瞭な
うちに自分の意志を書類で書き残しておくという，living will が
重要視されるようになった．家族や周囲の人の意見ではなく，自
己決定権が最優先されるようになったのである．

　しかし，このような場合，医療を行う側にも大きな疑問が湧
く．一体，いつまで点滴や中心静脈栄養を続けるべきなのか？
人工呼吸器をいつまで動かし続ければよいのか？　心停止した場
合に，除細動器をどの程度使い，心臓マッサージをいつまで続け
るべきなのか？

　一方，尊厳死の法制化を主張する人々は，そこまでの医学的処
置をされてまで生き続けたくないと考えて，それを個人の死ぬ権
利として認めてもらいたいと主張するわけである．医師による延
命処置が，患者や家族に大きな苦しみや負担を与えるとしたら，
どうしたらよいのか？　このような問題を，医学的・社会的な見
地から，もう一度真剣に考え直す必要があろう．

第4章
人体の構造と機能

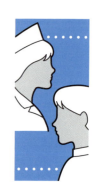

1　人体の構成 (図2)

　人体は，皮膚を境界にして，一個体としての働きを保っているが，約200個の骨を中心にして，約400個の筋肉がその周辺にある．頭部や胸・腹部は，骨や筋肉により囲まれた領域（腔）があり，脊柱には脊柱管とよばれる管がある．頭蓋腔には，中枢神経である脳があり，脊柱管の中にある脊髄と連続している．胸部の体腔は胸腔といい，そこには心臓・大血管，食道，肺が入っている．腹部の体腔は腹腔といい，腹膜で囲まれた腹膜腔とその後方にある後腹膜腔とに分かれる．腹膜腔には胃，小腸，大腸，肝臓，膵臓があり，後腹膜腔には腎臓がある．さらにその下方の骨盤腔には膀胱と，女性では子宮・卵巣がある．

　人体は，約70兆個の細胞より構成されている．細胞内では，複雑な化学反応により，人体に必要なさまざまな物質を合成している．皮膚の外の外部環境に対して，身体の中の細胞の環境を内部環境という．この内部環境を一定範囲内に保つことを，恒常性（ホメオスターシス）の維持というが，生命の維持には必要不可欠なことである．人体はたとえていえば，精巧にデザインされた自動操縦装置付き未来型自動車である．車は，目的地をセットするだけで，自分で考え，自分で判断し，最短距離を最短時間で目的地に到達する．しかも無公害車である．コンパクトなボディに，

第4章 人体の構造と機能　15

図2 ●人体の構成

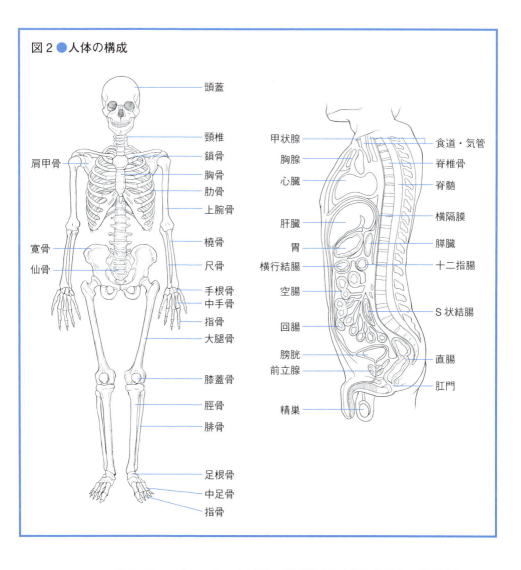

　高性能コンピューター（大脳），操縦装置（小脳）を備え，燃料（食事）を取り入れ，それを燃焼効率のよい物質に変換し（胃・小腸での消化・吸収），酸素を取り込んで（呼吸器系），それを燃焼して，エネルギーに変換し（細胞レベル），しかも排気ガスは，化学工場（肝臓）で無公害物質に変換してしまう．

2 細胞は臓器の基本ユニットである（図3）

　人体の構造および機能上での基本単位は細胞である．人体は，全体で約70兆個の細胞よりなる．細胞の基本構造は共通しているが，分担する機能に応じてその形や構造も異なっている．細胞は細胞膜で取り囲まれ，外部から栄養物や酸素を取り込み，細胞内で産生された老廃物や二酸化炭素を外部に放出する．細胞質内には，酸素を用いてエネルギーを産生するミトコンドリア，遺伝子の命令によりタンパク質を合成するリボゾーム，細胞内の物質輸送を行う小胞体，細胞内の不要物を消化するリソゾームがある．細胞核の中には，プログラムを内蔵した遺伝子がある．

　特定の機能を有する細胞が集まって組織を作り，組織が複雑に組み合わさって臓器を形成する．たとえば，呼吸器系は気管・気管支と肺から形成されている．気管・気管支は，軟骨組織，平滑筋組織，粘膜組織，線毛上皮組織，気管支動・静脈，リンパ系，迷走・交感神経系などよりなる．一方，肺は，肺胞上皮，毛細血管，リンパ系，基底膜，間質組織などにより形成されている．

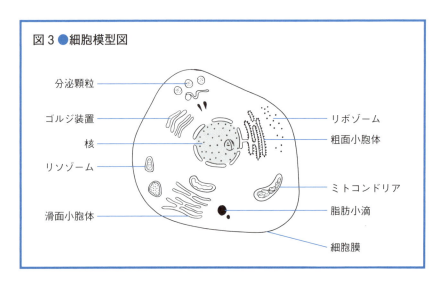

図3 ●細胞模型図

第4章　人体の構造と機能　　17

3 骨・筋肉

　人体には，身体の基本的な形や骨格を形成する約200個の骨が
ある．骨は身体の形を作り，頭蓋骨は脳を，肋骨は肺や心臓を，
骨盤は腸管や子宮などを保護する．手足の骨は筋肉と協同して，
身体を支え，動作を可能にしている．骨には破骨細胞と造骨細胞
があり，構成成分は常に変化している．骨はカルシウムを貯蔵し
ており，血液中のカルシウム濃度が低下すると放出される．骨髄
には，血液中の血球成分を作る造血作用がある．
　筋肉には，大別すると横紋筋と平滑筋とがある．平滑筋は腸管
などの内臓の筋肉であり，不随意筋である．一方，横紋筋は四肢
や躯幹の筋肉であり，随意筋であり，骨格筋ともいう．骨格筋
は，通常，関節をまたいで両側の骨に付着しており，屈伸運動を
可能にする．骨格筋には，収縮蛋白が規則的に配列しており，中
枢神経からの指令により収縮する．骨格筋の収縮により大量の熱
が発生するため，寒い時に体温を保持するのに役立つ．

4 血液

1）血液の組成

　成人の場合，人体の約60%が体液という水分からなる．体液
は細胞内液と細胞外液よりなり，両者の比率は2：1である．血
液は，細胞外液の一部であり，間質液とともに，細胞の内部環境
を保っている．血液は心臓から駆出され，全身の臓器や細胞に必
要な酸素や栄養素を供給する．それと同時に，血液は組織や臓器
からの二酸化炭素や老廃物を運び出す．血液には，こうした作用
の他に，体温調節作用，生体防御作用，止血作用，血栓溶解作
用，生体のホメオスターシス維持作用などがある．
　生体には体重の約8%の血液がある．体重1kgあたりで70～
100mlの血液が存在する．したがって，体重60kgの人の血液量

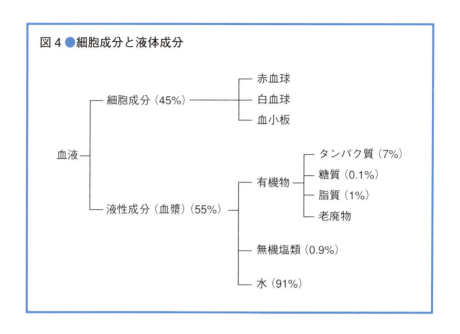

図4 ●細胞成分と液体成分

は4.2〜6.0*l*となる．血液は細胞成分と液性成分（血漿）よりなり（図4），45%が細胞成分で，55%が液性成分である．

2）細胞成分

　細胞成分は赤血球，白血球，血小板よりなる．赤血球は，血液1μ*l*中に，男性で約500万個，女性で約450万個含まれる．赤血球の主成分はヘモグロビン（血色素）で，酸素や二酸化炭素と結合してそれらを運搬する．ヘモグロビンは，血液1d*l*中に，男性で14〜16g，女性で12〜15g含まれる．

　白血球は好中球，好酸球，好塩基球，リンパ球，単球などからなり，血液1mm^{3}中に約6,000〜8,000個が含まれている．白血球は感染防御，抗体産生，細菌・癌細胞の捕食，異物処理などの作用をもち，生体を外敵などから保護している．血小板は血液1mm^{3}中に20〜50万個あり，血液凝固と止血作用をもつ．

図5 ●血液の成分

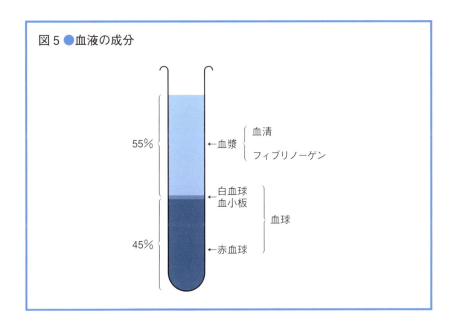

3) 血漿（図5）

血漿の90%は水であり，その他にタンパク質，ブドウ糖，脂質，電解質，ビタミン，ホルモン，尿素窒素などの老廃物が含まれている．採血した血液を試験管に取り，そのまま放置すると，フィブリノーゲンがフィブリンとなり，血液凝固が起こり，血清と血餅とに分離する．

5 循環器系

循環器系は，心臓，血管系（小循環，大循環）とリンパ循環からなる．

1) 心臓（図6）

心臓は両側を肺に挟まれ，左寄りの縦隔にあり，心筋よりなる袋状の器官である．心臓は，その中央にある心房中隔・心室中隔

20　第4章　人体の構造と機能

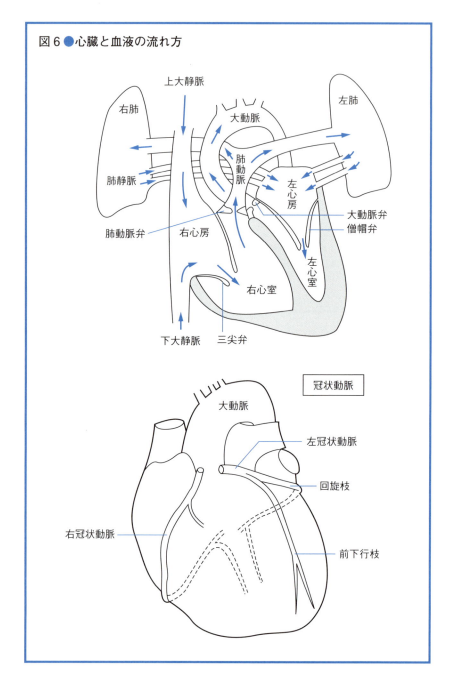
図6 ●心臓と血液の流れ方

により，右心と左心とに分けられ，さらに左右とも上部の心房と下部の心室とに分けられる．したがって，心臓は，右心房，右心室，左心房，左心室の4つの腔に分けられる．血液は，右心・左心ともに，心房から心室へと流れるが，心房と心室の境界にある弁の働きにより，血液の逆流は起こらない．この逆流の起こる疾患が，三尖弁閉鎖不全症，僧帽弁閉鎖不全症である．

右心は全身から還流してくる静脈血を肺に送り出し，左心は肺から戻ってきた動脈血を再び全身に送り出す．心臓には，洞結節というペースメーカーがあり，そこから出される電気刺激が，刺激伝導系を介して，心筋の収縮を引き起こす．心臓は自律的に拍動を続け，1分間に60〜70回の収縮を起こす．1分間の収縮回数を心拍数という．心臓は，他の臓器と同様に，自律神経（交感神経と迷走神経）の支配を受けている．交感神経が優位になると，心拍数は増加し，迷走神経（副交感神経ともいう）が優位になると，心臓の活動は抑制され，心拍数は減少する．

心臓の周囲には，冠状動脈という心臓に栄養と酸素を供給する血管がある．右冠状動脈と，左冠状動脈の回旋枝・前下行枝の3本よりなる．冠状動脈の血流が一時的に減少すると狭心症となり，血流が完全に止まると心筋梗塞となる．

2) 肺循環（小循環）（図7）

全身から還流した血液が，右心室から送り出され，肺毛細血管，肺静脈を経て左心房に戻る血流を肺循環という．肺毛細血管は網の目状に肺胞を取り巻いており，その面積は，成人男子で約$70m^2$ある．血液はこの広大な毛細血管床を通過する間に二酸化炭素を肺胞に放出し，肺胞から酸素を取り込む．これが肺におけるガス交換である．

肺動脈の血圧は，$13 \pm 4mmHg$であり，この圧が20mmHg以上に上昇すると肺高血圧症となる．

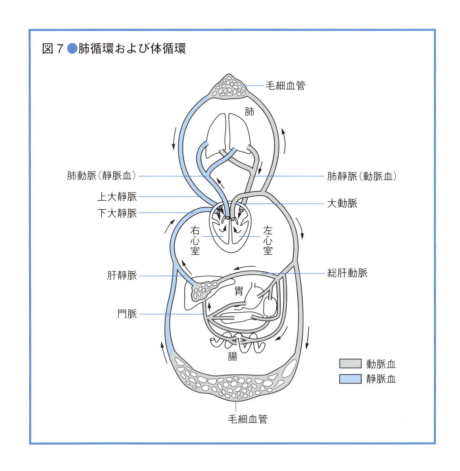

図7 ●肺循環および体循環

3) 体循環（大循環）

　肺循環系から戻ってきた血液が，左心室から大動脈を経て，さらに全身の諸臓器に至り，毛細血管，静脈，上・下大静脈を経て右心房に至る循環系を体循環という．体循環は，肺循環系で充分に酸素化された血液を全身臓器に運ぶ役目を担う．この体循環系の血液は，消化器，特に肝臓を通過する際に，栄養素を付加され，全身の臓器に運搬する．さらに，腎臓や肝臓を血液が通過する際に，全身の臓器や組織から運び出した老廃物を処理し，体外に排出する．

第4章　人体の構造と機能　　23

心臓が収縮した時の血圧を**最高血圧**，弛緩した時の血圧を**最低血圧**という．成人では，最高血圧は約120mmHg，最低血圧は約80mmHgである．最高血圧が140mmHg，最低血圧が90mmHg以上の場合を高血圧症という．血圧は，血管壁の弾力性と血液量により左右される．

4）リンパ循環

大循環系の血液は，毛細血管に至り，その液性成分は，毛細血管壁を透過して，間質液中に出て，細胞に到達する．細胞との物質交換をすませた間質液は，毛細血管に吸収されるが，一部はリンパ管に吸収される．諸臓器・組織からのリンパ管は枝分かれと合流を繰り返しながら，最終的には，両側の静脈角の辺りで静脈に合流する．リンパ管の途中にはリンパ節があり，体内に侵入した異物や細菌の処理を行う．

6　呼吸器系

呼吸運動により，空気を吸い込み，肺胞で酸素を取り込み，二酸化炭素を受け取り，その空気を吐き出す器官を呼吸器系という．呼吸器系は，空気の通路である気道と肺および胸郭より構成される．

1）気道（図8）

外気が肺胞に到達するまでの通路が気道である．鼻腔，咽頭，喉頭を**上気道**といい，気管，気管支，細気管支，肺胞を**下気道**という．鼻腔は吸入外気に湿気を与え，適度な温度を与え，細菌やほこりなどの異物を取り除く．鼻腔は咽頭につながり，**喉頭**を経由して，気管へと連結している．喉頭には**声帯**があり，呼気時に声帯を振動させると，声が出る．気管は気管分岐部で左右に分かれ，23分岐して肺胞道・肺胞へとつながる．気管および中枢部

JCOPY　498-07918

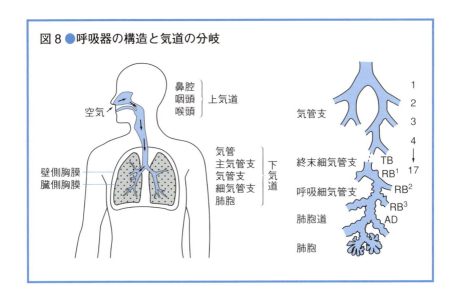

図8 ● 呼吸器の構造と気道の分岐

気管支には馬蹄形の軟骨があり，それより末梢の気管支には軟骨輪がある．

2）肺（図9）

　肺は臓側胸膜に包まれ，右は3葉，左は2葉よりなる．肺胞の直径は0.3mm位で，成人男子では両側合わせて約3億個あるといわれている．23分岐した気管支の末端に肺胞道，肺胞嚢があり，その先に肺胞がある．肺胞の周囲には，網の目状に毛細血管が分布しており，肺胞でのガス交換の効率をよくしている．

　肺胞の表面は，I型・II型肺胞上皮細胞で覆われており，肺胞被覆液には，表面活性物質（surfactant）が多量に含まれている．この表面活性物質は，肺胞被覆液により形成されるシャボン玉状の水泡の表面張力を低下させる働きがある．この働きのおかげで，呼吸時に肺胞の直径が縮小しても，肺胞がつぶれないで，呼吸が可能となる．この表面活性物質は，II型肺胞上皮から産生・分泌される．

図9● 肺・気管支の構造

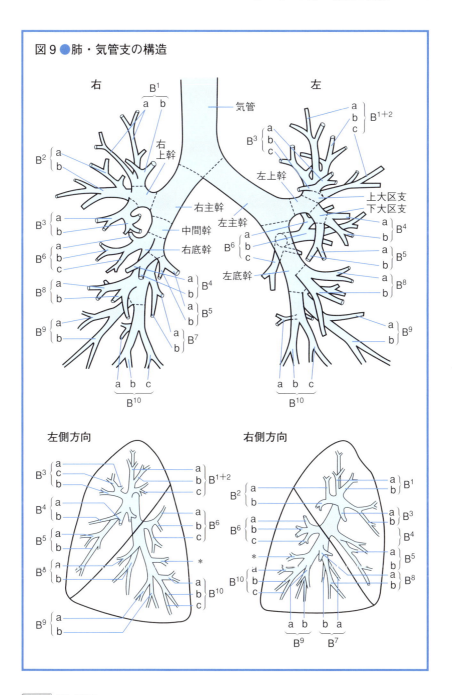

3) 胸郭・横隔膜

　肺は，図10に示したように，シリンダーの中につり下げられたゴム風船のようなものである．したがって，肺自体は何の運動能力ももたない．シリンダーの中の陰圧（negative pressure）が増すにつれて，受動的に拡張し，逆に陰圧が減ると受動的に縮小する．肺は胸郭という容器の中につり下げられたゴム風船である．このゴム風船のゴムが劣化して，弾力性を失った状態が肺気腫である．

　胸郭の拡張・縮小は呼吸筋により行われる．呼吸筋は吸気筋と呼気筋とに大別される．呼吸に最も関与する筋肉は横隔膜と肋間筋であるが，その他にも，腹直筋，内・外腹斜筋，広背筋なども

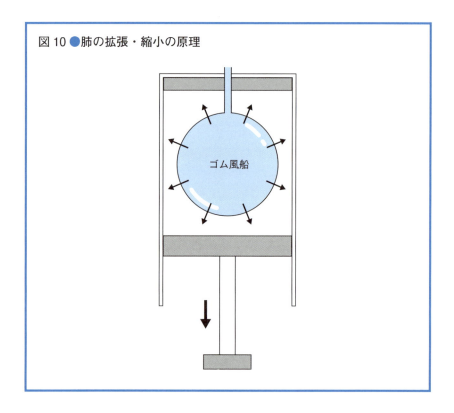

図10 ●肺の拡張・縮小の原理

第4章　人体の構造と機能　　27

関与する．いわゆる補助呼吸筋としては，大・小胸筋，前鋸筋，僧帽筋，肩甲挙筋，胸鎖乳突筋などがある．

4) 呼吸運動

　呼吸運動には，主として肋間筋と横隔膜が関与する．吸気の時は，肋間筋が縮んで，肋骨を上に押し上げ，同時に横隔膜が縮んで下方に下がり，胸郭が拡がる．その結果，胸腔内の陰圧の程度が強くなり，肺は拡張する．呼気時には，肋間筋が弛緩して肋骨が下がり，横隔膜が弛緩して上方に上がり，胸郭は縮小し，胸腔内の陰圧の程度が弱くなり，肺は縮小する．

　成人の呼吸回数は安静時で毎分平均16回で，1回の呼吸で肺に入る空気の量（1回換気量）は約500mlである．呼吸運動は，脳の延髄にある呼吸中枢によりコントロールされている．通常は，呼吸運動は自律性があり，無意識のうちに規則正しい呼吸が行われている．しかし，呼吸運動は意識的に変えることができる．たとえば，深呼吸をすることもできるし，呼吸を意識的に止めることもできる．また，当然のことながら，運動の際に酸素消費量が増加すると，呼吸回数も1回換気量も増加する．このように，呼吸運動は，自律運動と随意運動が可能な唯一の生体活動である．

7 消化器系

　消化器系は口から肛門に至るまでの消化管と，消化管内に消化液を分泌している唾液腺，膵臓，肝臓・胆嚢からなりたっている（図11）．生体は，消化器系を通して，外部から糖質，脂質，タンパク質，ビタミンなどを，食物として摂取している．食物はエネルギー源となり，また，生体が合成するタンパク質やホルモンになる．

　栄養素を含んだ食物は，そのままの形では吸収されないので，消化を行う．消化とは，食物を吸収可能な大きさまで機械的，化

図11 ●消化管の構造

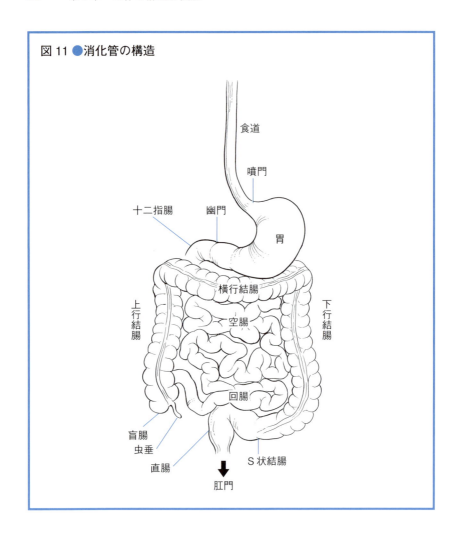

学的に分解することである．まず，歯による咀嚼で食物を細片にし，唾液腺から分泌される唾液のアミラーゼにより，糖質の分解を開始する．咽頭から飲み込まれた食物は，食道の蠕動運動により胃に運ばれる．さらに胃で機械的・化学的消化を受けた食物は小腸・大腸に至る．膵臓と肝臓は，それぞれ膵液や胆汁を分泌するだけではなく，体内の代謝活動に深く関与している．

第4章　人体の構造と機能　　29

1) 口腔内での消化

　口腔では，咀嚼運動により，食物を適当な大きさにかみ砕き，耳下腺・顎下腺，舌下腺から分泌される唾液とよく混合する．この際に，唾液中のアミラーゼにより，炭水化物の消化が始まる．

2) 胃の働き

　胃は胃液を分泌する粘膜上皮に覆われた，袋状の臓器である．食道からの入り口を噴門，十二指腸への出口を幽門という．胃粘膜からは，塩酸とペプシンを含む胃液が分泌されるが，強酸性の胃液は食物に混入した細菌を殺す働きをもつ．胃液と混合され蠕動運動により消化された食物は，幽門を出て，十二指腸へと送られる．

3) 小腸での消化と吸収

　胃で消化された食物は，幽門を出て，小腸へと移動する．小腸は直径3〜5cm，長さが約6mの管で，十二指腸，空腸，回腸の順になっている．

　十二指腸は，幽門に続く約30cmの部分で，消化液を出す十二指腸腺の他に，肝臓からの総胆管と膵臓からの膵管が開口している．十二指腸は，胃と同様に，消化性潰瘍ができやすい．

　空腸は長さが約3mあり，主として左上腹部にある．回腸は長さが約3mあり，主として右下腹部にある．両者ともに，0.5〜1.5mmの絨毛という小突起により，表面が密に覆われている．この小突起は，小腸の表面積を増加させ，消化と吸収の効率を高めている．

　胃から移動した酸性の食物は，十二指腸でアルカリ性の膵液と混合することにより中和され，膵液中の炭水化物・脂肪・タンパク質消化酵素の作用により分解される．小腸上皮から吸収された栄養分は，腸管膜静脈から吸収され，血液中に移行して全身に運ばれる．そのうちの一部は肝臓に貯蔵される．腸管におけるすべ

30 第4章 人体の構造と機能

ての吸収のうち, 約90%は小腸で行われる.

4) 大腸の構造と機能

大腸は, 長さが約1mあり, 盲腸, 結腸, 直腸よりなる. 結腸はその部位により, 上行結腸, 横行結腸, 下行結腸, S状結腸に分けられる. 盲腸には, 長さが約6cmの虫垂がついている. この部分の炎症を虫垂炎というが, 一般的には盲腸炎と称されている.

養分を吸収された半流動性の食物 (90 ～ 95%は水) は, 結腸に移行する. 結腸では水分が吸収され, 大腸菌の作用で分解され, 糞便となり, 肛門から排出される. 大腸では, 水分の他に, ブドウ糖, ビタミン, ミネラルも吸収される.

5) 肝臓

肝臓は, 重さが成人で1 ～ 1.2kgあり, 人体で最大の臓器である. 腹腔の右上にあり, 横隔膜の直下に位置する. その下端には, 胆嚢が付着している. 肝臓からは1日に500 ～ 800mlの胆汁が分泌される. 分泌された胆汁は, 一時, 胆嚢に貯蔵されて濃縮される. 食事摂取により, 胆嚢が収縮して, 胆汁は十二指腸へ分泌される. 胆汁に含まれる胆汁酸は, 脂肪の消化と吸収を促す.

肝臓は, 外分泌作用の他にも, 薬物などの解毒作用, 代謝作用をもっている. 代謝作用としては, グリコーゲンの合成と分解, アルブミンの合成, コレステロールの合成などがあり, まさに人体の化学工場といえる.

6) 膵臓

胃の後方, 十二指腸の左側にある, 幅約5cm, 長さ約15cm, 重量約60gの臓器である. 膵臓には, 膵液を出す外分泌腺と, インスリンなどのホルモンを出す内分泌腺 (ランゲルハンス島) があるが, 外分泌部が全体の90%を占めている.

JCOPY 498-07918

膵臓は1日に1〜2.5lの膵液を分泌する．分泌された膵液は膵管を通して，十二指腸内に放出される．膵液は弱アルカリ性で，蛋白・脂肪・炭水化物分解酵素を含む．

膵臓には，外分泌腺以外にも，内分泌腺がある．ランゲルハンス島という組織からは，インスリンやグルカゴンという血糖値調節ホルモンが血液中に産生・放出される．インスリンには，血液中のグルコースを身体細胞内に取り込ませる作用がある．一方，グルカゴンは，血糖値が下がると，肝臓からグルコースを血液中に放出させる．

8 泌尿器系

生体内の臓器，組織，細胞における活発な代謝活動の結果として発生する老廃物を，循環血液中から取り除き，尿として体外に排泄する諸器を泌尿器系という．泌尿器系は，呼吸器系や循環器系と協調して働き，尿の量や成分をコントロールして，血液の総量，浸透圧，pHなどの恒常性を維持する．泌尿器系は，腎臓，尿管，膀胱，尿道から構成される．

1）腎臓の構造と機能（図12）

腎臓は，第11胸椎から第3腰椎の高さにあり，脊椎の両側に1個ずつある．長径10〜12cm，短径6〜7cm，厚さ4cmのそら豆型をしている．割面で見ると，皮質と髄質から構成される．腎臓の機能単位をネフロンというが，ネフロンは糸球体と尿細管からなり，1側の腎臓には100万個のネフロンがある．

a．糸球体

糸球体は，毛細血管の集塊とこれを囲むボウマン嚢より構成される．血液は，輸入細動脈から流入して，輸出細動脈から流出するが，その間に，ここで濾過される．濾過量は，1分間に100ml，1日で150lにも達する．

図 12 ● 腎臓と膀胱

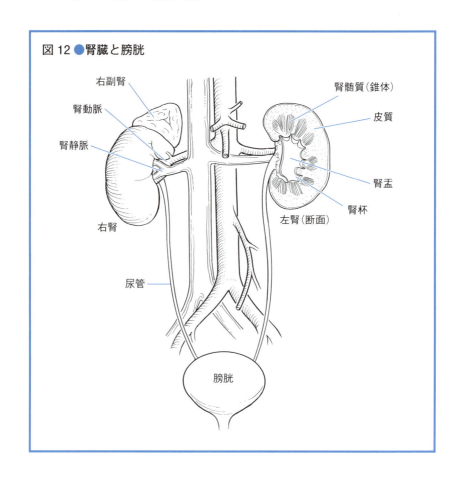

b．尿細管

糸球体で作られる濾過液（原尿）から必要な成分を再吸収し，不必要な成分を残して，尿を作り出すのが，尿細管である．尿細管は，近位尿細管，ヘンレ係蹄，遠位尿細管，集合管よりなる．近位尿細管は，濾過された水・電解質の80％，アミノ酸・ブドウ糖の100％を再吸収する．ヘンレ係蹄は尿の濃縮に関与し，遠位尿細管と集合管は水・電解質の吸収・調節に関与している．

第4章　人体の構造と機能　　33

2）腎臓とホルモン

　腎臓からは，レニン，エリスロポエチン，活性型ビタミンDが分泌される．レニンは血圧の調節を行い，エリスロポエチンは骨髄からの赤血球産生を行い，ビタミンDは腸管からのカルシウムの吸収を行う．

　一方，腎臓にはさまざまなホルモンが作用する．アルドステロンはナトリウム排泄を抑制してカリウム排泄を促す．抗利尿ホルモン（ADH）は，尿を濃縮して尿量を減少させる．副甲状腺ホルモンはカルシウム排泄を減らし，リンの排泄を増加させる．心房から分泌されるナトリウム利尿ホルモン（ANP）は，腎臓からのナトリウム排泄を増加させる．

3）尿の排泄

　成人の1日の尿量は1～1.5lで，水分摂取量が多ければ，尿量も増加する．一方，運動や高温環境で発汗が多い時には，尿量は減少する．尿成分の95％は水であり，残りの5％には尿素，塩化ナトリウムなどが含まれる．赤血球，白血球，アルブミン，ブドウ糖は，正常者では尿中に出てこない．これらが尿中に出てくると，尿潜血，尿蛋白，尿糖が陽性となり，何らかの異常が起きていると考えてよい．

9　内分泌系とホルモン

1）内分泌系とは？

　ホルモンが内分泌物質とよばれるのは，生理活性物質が，産生器官から身体の内側（毛細血管）へと分泌されることによる．局所で分泌されたホルモンは，体循環系により全身へと運ばれて，その作用を発揮する．内分泌系は神経系とともに，全身の統合・調節を図る指令システムである．ホルモンは，この統合と調節を行うために各種器官から分泌される微量の化学物質である．ホル

JCOPY　498-07918

34　　第4章　人体の構造と機能

モンを産生する細胞は内分泌細胞とよばれ，そのホルモンが作用を及ぼす細胞を標的細胞（target cell）と称する．標的細胞には，ホルモンをキャッチする部位があり，それを受容体という．内分泌細胞は，集合して内分泌腺とよばれる臓器を構成している．ホルモンには，細胞の代謝に直接に作用しているものと，他のホルモンの分泌を調節しているものとがある．

2）視床下部

　間脳の一部で，第3脳室の底面を形成している視床下部は，内分泌系の中枢である．下垂体前葉ホルモンの産生・分泌を促進するホルモンと，逆に抑制するホルモンとを分泌する．視床下部ホルモンは，下垂体系の下垂体門脈を通り，下垂体前葉に到達する．

視床下部ホルモン

GRH	成長ホルモン（GH）放出ホルモン
ソマトスタチン	GH抑制ホルモン
CRH	ACTH放出ホルモン
TRH	TSH放出ホルモン
LH-RH	下垂体性ゴナドトロピン放出ホルモン
PIF	プロラクチン抑制ホルモン（ドーパミン）

3）脳下垂体

　トルコ鞍の中にある．前葉と後葉とに分かれるが，前葉が3/4を占める．成人では重量0.5gである．前葉からは，他の内分泌器官への刺激ホルモンが分泌される．たとえば，ACTH（副腎皮質刺激ホルモン），TSH（甲状腺刺激ホルモン），卵胞刺激ホルモン（FSH），黄体形成ホルモン（LH），プロラクチン（乳汁分泌刺激ホルモン）である．その他に，成長ホルモン（GH）も分泌される．後葉からは，抗利尿ホルモン（ADH）とオキシトシン（子宮筋収縮物質）が分泌される．

JCOPY 498-07918

4) 甲状腺

甲状腺は，前頸部の中央にあり，左右の両葉と峡部とからなり，重量は約20gである．甲状腺ホルモンは，細胞の核内にあるT3レセプターと結合して，細胞の酸素消費量を増加させ，代謝を亢進させる．

5) 副甲状腺

甲状腺の背面に4個ある．総重量は120mgと米粒大の大きさである．これから分泌される副甲状腺ホルモン（PTH）は骨からのカルシウムの遊離，腎臓からのカルシウム再吸収の促進作用により，血液中のカルシウム濃度を維持する．

6) 副腎

副腎は，腎臓の上部に位置する左右それぞれ5gの薄く扁平な器官で，皮質と髄質よりなるが，皮質が80%を占める．

a．副腎皮質

副腎皮質からは，コレステロールを原料として，副腎皮質ホルモンが合成される．生体にとって最も重要なコルチゾールは，糖合成・抗炎症・蛋白異化作用を有する．尿中に17-OHCSとして排泄される．アルドステロンは，腎臓でのナトリウム再吸収，カリウムと水素イオンの排泄促進作用がある．副腎性アンドロゲン（男性化ホルモン）も分泌される．男性では全アンドロゲンの2/3を占め（1/3は精巣由来），女性ではほぼすべてを占める．

これらのホルモンにはストレスに対抗する働きがあり，ストレスによりさらに肥大し，ホルモン分泌量も増加する．

b．副腎髄質

副腎髄質からは，アドレナリンとノルアドレナリンが分泌される．これらは，交感神経を刺激した時と同様な作用を示す．

36　第4章　人体の構造と機能

7) 性腺

性ホルモンは第二次性徴を発現させ，男女の体型をつくる．さらに，生殖に関与する精子や卵子の成熟を促進し，女性では妊娠準備状態をつくる．

男性では，LHの刺激により，精巣のライディッヒ細胞からテストステロンが分泌され，女性では，LH，FSHなどの刺激により，卵巣からエストロゲン，プロゲステロンが産生される．エストロゲンは，女性の第二次性徴を発現させ，プロゲステロンは，妊娠維持作用を有する．

10 神経系

1) 神経系の種類（図13）

神経系は，脳脊髄神経と自律神経とに大別される．脳脊髄神経は，中枢神経系（脳・脊髄）と末梢神経系（脳神経・脊髄神経）よりなり，自律神経は，交感神経と副交感神経よりなる．神経系は，身体の中で情報を交換したり，処理する器官である．身体の各臓器や器官の変化に関する情報は，末梢神経系により，中枢神経系に伝達される．中枢神経で情報が処理されて，そこから新たな情報が発信され，末梢神経を通り，全身の臓器に伝達される．

2) 中枢神経系

中枢神経系は，神経細胞と神経線維が集合した器官で，脳と脊髄より構成される．脳は頭蓋腔に，一方，脊髄は脊柱管の中にある．

a．脳

脳は，大脳，小脳，脳幹（間脳，中脳，橋，延髄）よりなる．大脳は縦裂により左右の大脳半球に分けられ，また小脳との間は大脳横裂により境されている．大脳は，外側の皮質（灰白質）と内側の髄質（白質）とに分けられる．皮質の表面には，しわがた

JCOPY 498-07918

図13 ● 神経系

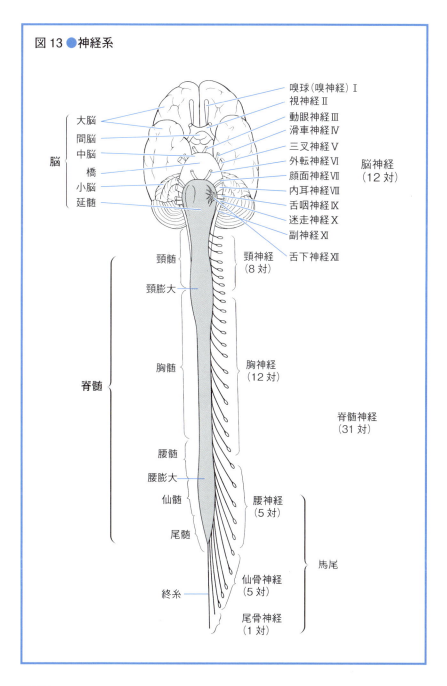

くさんあり，しわを区切る溝により，前頭葉，側頭葉，頭頂葉，後頭葉に区分される．皮質には約140億個の神経細胞があり，記憶，思考，意志，感情，運動，感覚に関与する．髄質は，主として皮質と皮質，皮質と脊髄とを結ぶ神経線維の通り道であり，一部に運動を支配する大脳基底核がある．

前頭葉は思考に関与し，側頭葉は視覚に関与する．頭頂葉は身体各部の感覚に関与し，後頭葉は視覚に関与する．脳幹には，呼吸中枢，心臓中枢，姿勢反射中枢があり，生命の維持調節に深く関与している．間脳にある視床下部には，自律神経の中枢があり，小脳には，運動と平衡感覚の中枢がある．

脳は巨大で精密なコンピューターであり，活発に代謝を行い，多量の酸素を消費する．ちなみに，脳は心臓から送り出される血液の15%を受ける．

b．脊髄

脊髄は直径1cm，長さ約44cm，重量約40gで，脊椎管の内部につり下がっている．脊髄は，脳と末梢を連結する神経線維の通路であるとともに，脊髄反射の中枢でもある．脊髄反射は，脳を介さないで，直接に命令を下すため，無意識の間にすばやい行動が可能である．脊髄には31対の脊髄神経が出入りしている．

3）末梢神経系

末梢神経系は，12対の脳神経と31対の脊髄神経よりなる．末梢神経は，末梢から中枢神経系に情報を伝える求心性神経と，中枢神経系からの情報を末梢に伝える遠心性神経よりなる．

a．脳神経

脳神経は左右12対あり，脳幹に出入りしている．頭や頸部の運動に関与する運動神経と，聴覚，視覚，味覚，嗅覚などの感覚に関与する知覚神経とがある．脳神経には嗅神経，視神経，動眼神経，滑車神経，三叉神経，外転神経，顔面神経，内耳神経，舌咽神経，迷走神経，副神経，舌下神経がある．

b．脊髄神経

脊髄神経は左右31対あり，頸神経（8対），胸神経（12対），腰神経（5対），仙骨神経（5対），尾骨神経（1対）よりなる．運動神経は脊髄の前根から，知覚神経は脊髄の後根から出ている．それぞれの神経の支配皮膚節は，図14に示す通りである．

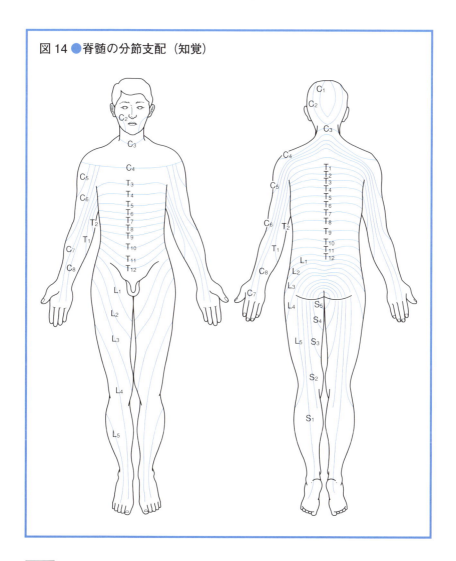

図14 ●脊髄の分節支配（知覚）

4）自律神経

　自律神経は，内臓平滑筋，心臓，唾液腺，消化管の消化液分泌などを調節し，生命の維持に必要な消化，呼吸，循環などの働きを行う．交感神経と副交感神経よりなる．両者は，多くの器官に分布しており，互いに逆の作用を行っている．

11　生殖器系

　生殖とは，子孫を残すこと，遺伝子を伝えることであり，そのための器官を生殖器という．男性由来の精子と女性由来の卵子の遺伝子から，新しい個体が誕生する．生殖器は，性ホルモンによりその機能が調節されているが，生殖器の一部でもホルモンを産生する．

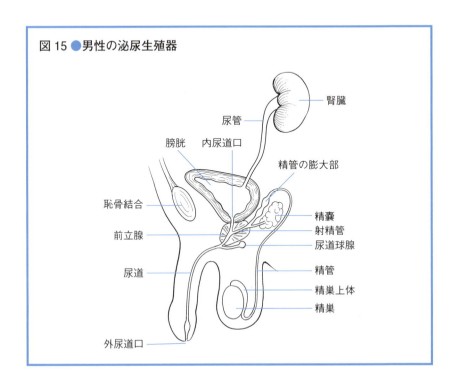

図15 ●男性の泌尿生殖器

1) 男性の生殖器（図15）

男性の生殖器は，精子を作り出す2個の精巣と精巣上体，精管，精嚢，前立腺，および交接器である陰茎よりなる．精巣では，精子の他に男性ホルモンも産生される．

2) 女性の生殖器（図16）

女性の生殖器は，卵巣，卵管，子宮，腟，外陰部（大陰唇，小陰唇，陰核，腟前庭）からなっている．卵巣では，胎生期に卵巣内で形成される原始卵胞が，1ヵ月に1個ずつ成熟し，卵胞が破れて卵子が腹腔内に出る．これを排卵という．卵子は排卵するとただちに卵管に入り，子宮に向かって輸送される．その過程で精子と出会い受精が行われる．受精卵は子宮粘膜に着床し，胎盤が形成され，胎児が発育する．子宮内膜は，排卵周期に合わせて肥厚し，着床準備をするが，妊娠しなかった場合には，脱落して血液とともに腟から排出される（月経）．女性生殖器のこのような

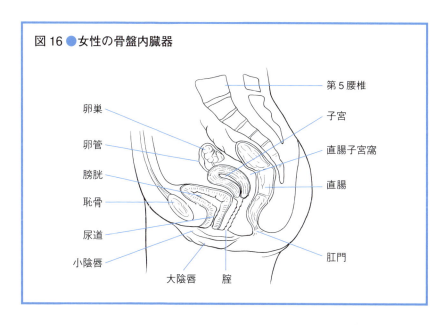

図16 ●女性の骨盤内臓器

変化は，視床下部および下垂体前葉から出る性腺刺激ホルモンと卵胞ホルモン，黄体ホルモンの周期的な分泌により支配されている．

加齢により，ホルモンのバランスがくずれて，排卵が起こらなくなり，月経が停止することを閉経という．閉経の前後の数年を更年期というが，この時期は心身の不調をきたすことが多く，このような状態を更年期障害という．

12 皮膚

皮膚は，表皮，真皮，皮下組織の3層構造よりなる（図17）．皮膚の主要な働きは，(1) 物理的・化学的侵襲からの身体の保護，(2) 体温調節，(3) 感覚器として触覚，痛覚，温度覚，圧覚を感知すること，である．表皮の最外層の細胞は角化しており，外界からの侵襲を効率よく防御する．表皮には血管，毛嚢，皮脂腺などがある．中枢神経系から出た皮膚感覚に関与する神経は表皮に

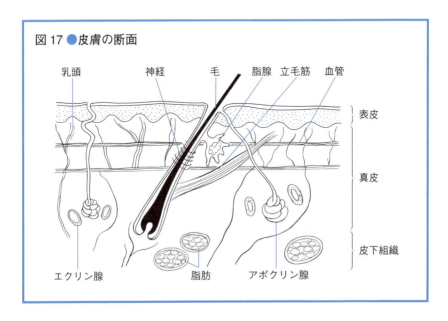

図17 ●皮膚の断面

まで到達している．血管は拡張・収縮することにより，体表の血液量を変化させ，**体温調節**を行っている．

付属器には，毛，爪，皮脂腺（汗腺，脂腺）などがある．汗腺から出る汗は，体温調節に関与している．脂腺から分泌される皮脂は皮膚を保護している．

13 感覚器

感覚器は，外界や体内からの刺激を神経に伝達する器官で，刺激は神経に伝わることにより，初めて感覚となる．たとえば，痛覚・触覚は皮膚で，味覚は舌（味蕾）で，嗅覚は鼻（嗅上皮）で，聴覚は耳（内耳の蝸牛）で，平衡覚は前庭器官で，視覚は眼球で感知する．その他にも，喉が乾いたといった内臓感覚，身体・四肢の動きを感知する固有感覚もある．感覚神経が興奮すると，その情報は中枢に送られ，大脳の感覚中枢に伝達され，そこで初めて認識される．

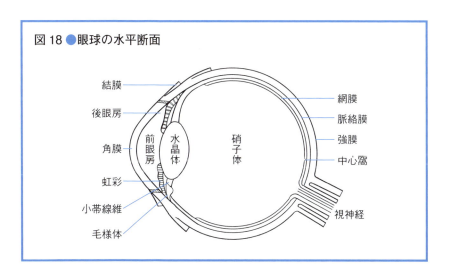

図 18 ● 眼球の水平断面

1) 眼

　眼球の構造は，図18に示した通りである．外界から入った光は，角膜，水晶体（レンズ），硝子体を通って網膜に到達して，視神経に伝えられる．虹彩は，円盤状のひだであり，その中心部が瞳孔である．瞳孔は，写真機のしぼりの働きをして，網膜に到達する光量を調節する．水晶体は，毛様体の収縮によりその厚さを変化させ，遠近のフォーカスを合わせる．

2) 耳 （図19）

　耳は外耳，中耳，内耳より構成される．耳介には，集音効果がある．外耳道から入ってきた音は，鼓膜に到達し，それを振動させる．音は，中耳の耳小骨に伝わった後に，内耳の蝸牛で内耳神経に伝わり，聴覚で聞き取る．内耳にある前庭器官は，身体の平衡感覚をつかさどる．三半規管は，身体の回転方向や速度を感知する．

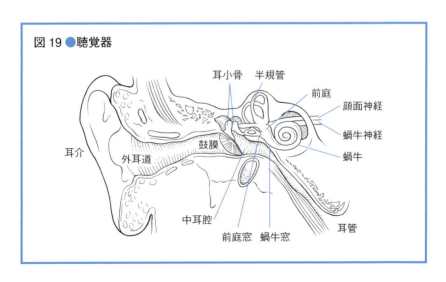

図19●聴覚器

第5章
臨床医学総論
主要症状からその原因を探る

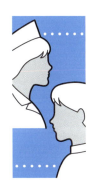

　臨床医学領域の主要症状は，少なく見積もっても約100種類以上ある．したがって，この章では，それらのうちから代表的なものだけを取り上げて解説する．

1 発熱

　体温が正常体温以上に上昇することを発熱という．正常体温には個人差があるが，通常は，36～37℃の範囲内に保持されている．37℃を常に超える時は発熱があると考えてよい．一般的に，37.0～37.9℃を微熱，38.0～39.0℃を中熱，39.0℃以上を高熱という．健康者では，体温は午前2～4時頃に最低となり，午後4～6時頃に最高となる．当然のことであるが，運動，入浴，飲酒などで上昇し，女性では月経周期により変動する．
　発熱の原因には，外因と内因とがある．外因としては，細菌の内毒素などの発熱因子が重要で，それがマクロファージに作用し，インターロイキン-1を中心とした内因性発熱物質が分泌され，それが視床下部を刺激して発熱をきたす．
　炎症・悪性腫瘍などの場合には，その局所からインターロイキン-1が産生されて，同様に発熱を起こす．発熱の原因となる病態を表1に示した．

46 第5章 臨床医学総論

表1 ●原因別にみた発熱の分類

1. 体温調節中枢の障害	脳腫瘍，脳出血，脳外傷
2. 熱産生の増加	甲状腺機能亢進症
3. 熱放散の障害	熱射病
4. 感染症	細菌，ウイルス，真菌，マラリア原虫など
5. 悪性腫瘍	諸臓器の癌・肉腫，白血病など
6. 膠原病	関節リウマチ，強皮症，全身性エリテマトーデスなど
7. 組織損傷	外傷，心筋梗塞など
8. その他	内分泌・代謝障害，不明熱

2 ショック

　ショックとは，さまざまな原因により心拍数の減少や血管の虚脱が起こり，充分な血流が得られず，諸臓器の機能不全をきたす病態である．ショックの状態の血圧は，収縮期圧が90mmHg以下，脈圧が30mmHg以下である．

　ショックには5つの臨床症状があり，これを5徴候（5P）という（表2）．

表2 ●ショックの5徴候（5P）

1. 蒼白	Pallor
2. 虚脱	Prostration
3. 冷汗	Perspiration
4. 呼吸不全	Pulmonary deficiency
5. 脈拍を触れにくい	Pulselessness

　ショックの原因はさまざまであるが，以下のような4つのタイプに分類される．すなわち，①ポンプ機能の不調による心原性ショック，②血液量減少による低容量性ショック，③血管の緊張性低下による血管性ショック，④心臓外血流障害による閉塞性ショックである（表3）．

第5章　臨床医学総論　　47

表3 ● ショックの分類

心原性ショック	心筋梗塞, 不整脈 (徐脈, 頻脈), 心臓弁膜症
低容量性ショック	消化管出血, 外傷性出血
血管性ショック	敗血症性ショック, アナフィラキシー, 神経原性ショック (脊髄損傷, spinal shock)
閉塞性ショック	心タンポナーデ, 肺塞栓症, 大動脈解離, 緊張性気胸

3 浮腫 (むくみ)

　浮腫とは, 間質への組織液の貯留である. 日常生活では, 座位または立位を取っていることが多いため, 前脛骨部, 足背部に浮腫をきたしやすい. 組織間液の移動を起こす力は, 以下に示すようなスターリングの法則に従う.

$$JV = Kf (\Delta P - \Delta JI)$$

JV　：水分の動き

Kf　：毛細血管壁の透過性

ΔP　：静水圧差

ΔJI　：膠質浸透圧差

a. 静水圧差の上昇を起こす病態

　うっ血性心不全, 腎不全, 急性糸球体腎炎, 妊娠末期

b. 膠質浸透圧差の低下を起こす病態

　低アルブミン血症 (ネフローゼ症候群, 肝硬変)

c. 毛細血管壁の透過性を増加させる病態

　熱傷, 炎症, アレルギー性反応

d. 特発性浮腫

　中年女性にみられ, 原因不明. ホルモンなどの影響により, 水, ナトリウムの貯留が起こり, ΔPの上昇をきたす.

48　第5章　臨床医学総論

e．老年期の浮腫

上記の病態がないのに，下腿浮腫がみられる．原因不明であるが，筋力低下による静脈血の還流障害に起因するとされている．

4　悪心・嘔吐

悪心は，吐きたいと感じる不快な感覚で，嘔吐は，胃や腸の内容を勢いよく吐き出すことである．通常，吐き気（嘔気）と嘔吐は連続した症状として起こることが多い．嘔吐は生体の防御反応の一つであり，病的状態の前兆となる場合もある．嘔吐に際しては，顔面蒼白，冷汗，唾液分泌過多などの自律神経症状を伴うことが多い．

嘔吐中枢は延髄の外側網様体にあるが，悪心・嘔吐は種々の原因でこの嘔吐中枢が刺激されることにより起こる．嘔吐の原因は，

表4 ●中枢性嘔吐の原因

1.	脳圧亢進	脳外傷，脳出血，脳浮腫，髄膜炎　など
2.	外因性化学物質	モルヒネ，ニコチン，ジギタリス，アルコール　など
3.	全身性疾患	急性感染症，つわり，尿毒症，重症肝炎，副腎皮質機能不全
4.	高位中枢を介する刺激	視覚・味覚・嗅覚への不快な刺激，精神的要因
5.	酸素欠乏？	高山病

表5 ●末梢性嘔吐の原因

1. 舌・咽頭への機械的刺激，炎症
2. 前庭神経刺激：メニエール病，中耳炎，乗り物酔い
3. 消化管の閉塞：アカラジア，食道癌，腸閉塞
4. 胃・腸粘膜の刺激：胃炎，腸炎，胃潰瘍，胃癌
5. 腸のセロトニン受容体刺激：抗癌剤（特にシスプラチン）
6. 腹膜への刺激：腹膜炎，虫垂炎，胆石発作，鼓腸
7. その他：肝炎，胆嚢炎，膵臓炎

JCOPY　498-07918

中枢性嘔吐と末梢性嘔吐とで大別される（表4,5）．中枢性嘔吐は，嘔吐中枢に物理的刺激や化学受容器（chemical receptor）を介する化学物質が作用した場合などに起こる．一方，末梢性嘔吐は，消化器や他臓器からの刺激が嘔吐中枢に作用して起こる．

5 下痢

　下痢は，便中の水分量の増加による便の軟化，便量・排便回数の増加する状態である．一般に，正常の便中の水分量は70～80%で，80～90%になると泥状，90%以上になると水様となる．消化管を1日に通過する水分は約10lで，小腸で8lが吸収され，2lの水分が大腸に流入する．大腸への流入超過，小腸の吸収障害，小腸での分泌増加，大腸での吸収障害・分泌増加，腸管運動の亢進が下痢の原因となる．

　急性の経過を取る急性下痢と長期間持続する慢性下痢とがある．一般に，小腸病変に起因する下痢は，便量が多いが，排便回数はそれほど多くない．一方，大腸病変の場合，排便量は比較的少ないが，血液・粘液の混入することが多い．また，排便後にも便意が残り，これをテネスムス（しぶり腹）という．

　原因は多彩であるが，細菌，ウイルス，原虫などの感染，消化不良，過敏性大腸炎，慢性膵炎などがある．心身の過労，精神的不安，環境の変化といった精神的ストレスが，下痢の原因となることもある．

6 便秘

　大腸内の便の通過が遅れて，腸内に停滞し，水分が吸収されて硬化し，排便に困難を感じる場合をいう．排便習慣には個人差があり，便秘を明確に定義することは困難である．一般的に24～48時間に1～2回規則正しくあるのが普通である．排便回数では，

50 第5章 臨床医学総論

4日以上排便のない場合を便秘という.

　小腸は常時蠕動運動を続けており,大腸のような逆蠕動運動はみられない.したがって,小腸は器質的狭窄がない限り,便秘の原因とはならない.慢性便秘は,高齢者の胃腸系統の中で最も多いものの一つであり,介護をする上で問題となることが多い.

　経口摂取された食物は,栄養分の大部分を小腸までで消化・吸収され,線維成分の多い液状となり,大腸へ送り込まれる.上行結腸の蠕動・逆蠕動運動の間に有形化され,横行結腸,下行結腸へ送られ,下行結腸下部からS状結腸に貯留する.摂取した食物は,通常6〜12時間でこの貯留部位に到達する.さらに蠕動運動により直腸内に送られ,内圧が40〜50cmH$_2$Oに到達すると,骨盤神経を介して脊髄中枢に刺激が伝えられ,排便反射が起こり,内肛門括約筋が弛緩して,直腸の蠕動運動が起こる.この直腸内圧の上昇は,知覚神経末端から延髄・視床下部を通り大脳に伝達され,随意的に外肛門括約筋の弛緩が起こり,排便する.自然界の動物では,食物を摂取すると,胃・直腸反射が誘発される.以上のいずれかのプロセスに障害が生じると,便秘となる.

　便秘の原因は多彩であるが,器質的便秘と機能的便秘とに二大別される.器質的便秘は,腸閉塞,腹腔内臓器による圧迫,大腸癌,先天性異常（ヒルシュスプルング病など）に起因し,機能的便秘には,一過性単純性便秘,常習性便秘,弛緩性便秘,けいれん性便秘,直腸性便秘などがある.

7 腹痛

　腹痛は発生機序から分けると,内臓痛,体性痛,関連痛とに大別される.

a.内臓痛

　腹腔内臓器のけいれん・伸展,炎症,虚血により起こり,発生臓器の部位に痛みが起こる.したがって,痛みの部位から,原因

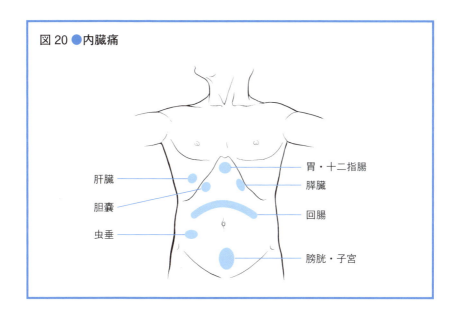

図20 ●内臓痛

臓器を推測できる（図20）．上部の場合，胃・十二指腸・肝臓・胆嚢・膵臓の疾患が考えられ，中部の場合には，回腸・回盲部・虫垂・上行結腸の疾患が示唆される．一方，下部の場合には，大腸・尿管・膀胱・卵巣・子宮などの疾患が示唆される．

b．体性痛

横隔膜，腹膜，腸間膜の化学的・物理的刺激により発生する持続性の鋭い痛みである．急性腹症の際にみられるもので，臓器穿孔や腹膜炎が示唆される．原因疾患としては30種類以上のものがあり，イレウス，胆嚢炎，子宮外妊娠，急性膵炎，胃・十二指腸潰瘍，腸穿孔，尿路結石などがある．

c．関連痛

痛みの原因部位から離れた所に感じられる痛みである．虫垂炎や心筋梗塞の時の心窩部痛，胃潰瘍時の上腕・肩部痛，胆石の時の右肩・肩甲部痛がこれにあたる．関連痛は，放散痛ともよばれる．

52　　第5章　臨床医学総論

8　食欲不振

　　食欲とは，食物を摂りたいという欲求のことで，食欲不振とは，この欲求が低下することである．食欲に関与する因子として，末梢的なものとして，消化管の運動・内容物の有無，血糖値，インスリン分泌状況などがあるが，中枢性の因子としては，大脳皮質の影響がある．視床下部には食欲に関与する中枢がある．食欲不振は，消化器疾患の主要症状であるが，広く，それ以外の要因も考慮する必要がある（表6）．

　　食欲は，味覚，視覚，嗅覚にも左右されるのみならず，精神的な要因にも左右される．食欲は，空腹感と密接な関係がある．しかし，空腹感は食物を摂取することにより消失するが，食欲は持続する場合がある．逆に，空腹感があっても食欲がないこともある．

表6 ●食欲不振の分類

1. 消化器疾患	胃疾患，腸疾患，肝疾患（肝炎，肝硬変，肝癌），膵臓疾患，胆嚢疾患
2. 中毒によるもの	薬物（ジギタリス，アスピリン，抗癌剤），化学物質（ニコチン，アルコール），中毒物質（細菌性食中毒，キノコ中毒）
3. 全身性疾患	担癌状態，尿毒症，妊娠中毒症
4. 精神性・中枢性	脳血管傷害，脳腫瘍，ストレス，精神病，神経性食思不振症
5. 内分泌疾患	アジソン病，バセドウ病
6. 感染症など	細菌・ウイルス感染，血液疾患　など

9　呼吸困難

　　呼吸困難とは，息苦しい，呼吸がしにくい，空気が足りないといった自覚症状である．動脈血ガス分析値が低い患者の場合，呼吸困難を訴えるが，そのような状態が長く続いている場合には，

第5章　臨床医学総論　　53

表7 ●ヒュー - ジョーンズの分類

1度（正常）	同年齢の健康者と同様に仕事ができ，歩行，階段の昇降も健康者と同様である．
2度（軽度）	平地では同年齢の健康者と同様に歩けるが，坂や階段は健康者と同様には登れない．
3度（中等度）	平地でも健康者と同様な歩行はできないが，自分の歩調ならば約1.6km以上歩ける．
4度（高度）	休みながらでなければ，約50m以上歩けない．
5度（非常に高度）	話したり，衣服を脱いだりするだけで息切れがし，そのため外出もできない．

表8 ●呼吸困難の種類

1. 生理学的	運動時，高地に登った時，高熱時，高度の肥満
2. 肺気道性	気道閉塞，狭窄（気管内異物，上気道炎，喘息，腫瘍）
3. 呼吸筋性	重症筋無力症，ポリオ
4. 循環障害性	心臓喘息，うっ血性心不全，出血多量
5. 中枢性	脳血管障害，脳腫瘍，脳外傷，脳炎，薬物中毒，一酸化炭素中毒
6. 代謝性	尿毒症，糖尿病性アシドーシス
7. 精神性	過剰換気症候群

自覚症状がない場合もある．呼吸困難の程度を評価するのに，ヒュー - ジョーンズの分類が使われる（表7）.

　呼吸困難の原因には，肺・胸膜疾患の他にも，さまざまな疾患がある．表8に呼吸困難をきたす疾患を示した．

10　胸痛

　胸痛は，肺，胸膜，縦隔，胸壁などの他に，心臓，大動脈，食道，気管などの縦隔臓器，脊椎，肋骨，胸骨といった骨組織から起こる．その他に，胃，腸，肝臓，胆嚢，膵臓といった他臓器からの関連痛としても起こる．

　胸痛は生命維持に必要な呼吸・循環器系の臓器の障害によるも

54   第5章　臨床医学総論

表9 ●胸痛をきたす主な疾患とその鑑別点

疾患	鑑別点	参考	検査
狭心症	胸骨下の絞扼感．左肩，左上肢に放散，持続は数分	ニトログリセリンが有効	（負荷）心電図
心筋梗塞	強い胸骨下痛　持続は数時間以上	ニトログリセリンが無効	心電図，CPK などの酵素，赤沈，CRP
心膜炎	呼吸，せきにより増強　心膜摩擦音の聴取	感染の先行することが多い	心電図
解離性大動脈瘤	胸骨下の持続性激痛　背などに放散	血圧の左右差	心電図，胸部X線
肺塞栓症	胸痛の程度はさまざま	下肢静脈炎などの既往	心電図，胸部X線，肺血流シンチ
肺高血圧症	狭心痛と似た痛み　チアノーゼ，喘鳴を伴う	ニトログリセリン無効	心電図
胸膜炎	せき，吸気で増強する　ナイフで切るような痛み	胸膜摩擦音聴取	胸部X線，赤沈，CRP
自然気胸	突発性の鋭い痛み	理学所見	胸部X線
縦隔気腫	鋭い表在性の痛み	まれ	胸部X線
食道痙攣	胸骨下部のつまるような感じ	アトロピンで消失	食道造影
横隔膜ヘルニア	胸骨下から肩への痛み　反復性	食事と関係する	消化管造影
胆道疾患	前胸部痛のことがある	アトロピンで消失	胆嚢造影
急性膵炎	心窩部から左背下部への激痛	アトロピンで消失	アミラーゼ
帯状疱疹	表在性疼痛．小水疱をみる	神経走向に沿う	
骨痛	限局性の圧痛がある	悪性腫瘍・骨髄腫などによる	

のが多く，迅速な診断と適切な治療が要求される．

　胸痛の原因となる疾患は，実に多彩である．胸腔内臓器，胸郭，脊椎，腹部臓器の他に，精神・神経的要因によるものもある（表9）．

第5章　臨床医学総論　　55

11　頭痛

　頭痛を主訴として外来へ来る患者は多いが，その原因疾患は実に多彩である．頭痛は，痛みに感受性のある頭部組織から発生する．ちなみに，脳細胞自体には痛みの受容器がないために，痛みを感じない．したがって，頭痛は，血管，筋肉，脳神経，髄膜などの傷害や緊張により発生する．

　痛みの性質は，それを発生する組織により異なる．血管性頭痛は拍動性，筋収縮による緊張型頭痛は持続型，神経痛は間欠的な鋭い痛みが特徴的である．表10に代表的な頭痛の種類，原因，痛みの性質，治療法を示した．

表 10 ●頭痛の分類と治療法

	発生部位	痛みの性質	治療法
片頭痛	頭部血管	拍動性	血管収縮剤
群発頭痛	頭部血管？ （神経説あり）	拍動性	血管収縮剤
緊張型頭痛	頭・頸部筋肉	持続性鈍痛	筋肉弛緩剤
三叉神経痛	脳神経	間欠性鋭痛	抗てんかん剤

12　めまい（眩暈）

　めまいの代表的なものは，回転性めまいと浮動性めまいである．回転性めまいとは，周囲が回転するようなめまいである．一方，浮動性めまいは，何となくふらふらするというめまいである．従来，回転性めまいは内耳の疾患で，浮動性は中枢神経系の疾患によるとされていた．しかし，内耳性疾患でも浮動性めまいが起こる場合があり，中枢神経系の場合でも回転性めまいが起こることもある．

　小脳は，めまいの発生部位として重要であるが，その血管障害は典型的な回転性めまいである．一方，比較的にゆっくりと進行

JCOPY　498-07918

56　第5章　臨床医学総論

する小脳の変性性疾患の場合，浮動性めまいがみられ，または，不安定感や歩行障害を訴えることが多い．

　めまいを起こす代表的な疾患として，メニエール病，突発性難聴，良性発作性頭位めまい症（めまいの90％を占める），前庭神経炎，内耳炎，聴神経腫瘍，脳血管障害，脳腫瘍などがある．

13 運動麻痺

　運動麻痺とは，筋力低下のために運動を充分に行えない状態である．四肢を動かすためには，上位運動ニューロン（大脳皮質運動野，皮質下白質，内包，脳幹，脊髄）と，下位運動ニューロン（脳幹運動神経核，脊髄前角，神経根，末梢神経，筋肉）がすべて必要であり，それらのいずれに障害が起こっても，運動麻痺が発生する．

　　　(1) 上位運動ニューロンの障害
　　　　　　　大脳皮質・皮質下の障害
　　　　　　　内包の障害
　　　　　　　脳幹部の障害
　　　　　　　脊髄の障害
　　　(2) 下位運動ニューロンの障害
　　　(3) 上位・下位運動ニューロンの障害
　　　(4) 神経筋接合部の障害
　　　(5) 筋肉の障害（ミオパチー）

14 不随意運動

　不随意運動とは，自分の意志によらず，骨格筋の一部，全体，複数の骨格筋が収縮するものである．不随意運動は，その責任病巣により，二次運動ニューロン，小脳・脳幹，大脳基底核によるものに三大別される．

JCOPY 498-07918

第 5 章　臨床医学総論　　57

a．二次運動ニューロン

筋線維束れん縮（fasciculation），ミオキミア（myokimia），顔面けいれん

b．小脳・脳幹

ミオクローヌス（myoclonus），口蓋ミオクローヌス

c．大脳基底核

振戦，羽ばたき振戦，舞踏病様不随意運動（ヒョレア），アテトーシス，バリスム，ジストニア，ジスキネジア

15 排尿異常

排尿異常とは，尿の産生がない（無尿）か，不充分な場合（乏尿）と，尿を排泄できない場合（尿閉）とがある．1日尿量が400ml 以下を乏尿，100ml 以下を無尿という．原因疾患としては，急性腎不全，慢性腎不全とがある．尿閉は前立腺疾患によるものが多い．最近，さまざまな原因による排尿回数の増加，頻尿が問題となっている（急性膀胱炎，前立腺肥大，過活動膀胱）．

16 咳

表 11 ●季節および時間帯により，発症または増悪する咳と原因疾患

発症および増悪の時期	該当する呼吸器疾患
朝起床時にみられる	慢性気管支炎，副鼻腔気管支症候群，気管支拡張症
就眠時にみられる	肺水腫（心不全または腎不全がある場合）
夜間または夜明り	気管支喘息
冬期に増悪する	慢性気管支炎，気管支拡張症，肺気腫，肺線維症
春，秋など季節の 　変わり目に増悪する	気管支喘息
体位変換時に起こる	気管支拡張症，肺化膿症，胸水貯留，自然気胸， 縦隔腫瘍，膿胸（特に気管支瘻がある場合）

JCOPY　498-07918

58　第5章　臨床医学総論

　　咳は気道内の異物や貯留物を排除するための生体の防御反応である．一方，気管支の腫瘍，急性気管支炎の場合にも咳がみられる．咳は，喀痰を伴う湿性咳と，伴わない乾性咳とに分けられる．咳の原因疾患としては，気道性，肺実質性，心因性など多彩である．表11に咳の原因疾患を示した．

17　喀血・血痰

　　喀血・血痰とは，気管・気管支・肺から出血することである．

表12 ●喀血と吐血の鑑別診断

	喀血	吐血
出血のしかた	咳とともに出る	悪心・嘔吐とともに出る
色調	鮮紅色	黒褐色
内容物	泡沫や喀痰が混じる	食物残渣が混じる
pH	弱アルカリ性	酸性
呼吸困難	あり	なし
黒色便	なし	あり

表13 ●喀血・血痰の原因疾患

外傷性	胸部外傷（肋骨骨折断端による肺損傷，胸郭強打による肺挫傷）異物吸入（義歯，針など）
血管性	肺梗塞，急性肺水腫，肺内血管腫，肺うっ血，動脈瘤の気管支系への破裂，肺動静脈瘻
炎症性	肺結核，大葉性肺炎，気管支拡張症，肺化膿症，肺壊疽，肺膿瘍，肺ジストマ症，慢性気管支炎，DPB
腫瘍性	気管支内腫瘍，肺癌
出血性素因	白血病，紫斑病，抗凝血剤使用中
その他	オスラー病（遺伝性出血性毛細血管拡張症），グッドパスチャー症候群，特発性肺血鉄症，肺・気管支内子宮内膜症

血痰を主訴とする患者の約半数は，種々の検査によっても異常所見がなく原因不明で，このような症例の多くは鼻腔，歯根，喉頭，咽頭などからの出血である．

第 5 章　臨床医学総論　　59

喀血は血液そのものを，血痰は喀痰に血液を混じる場合をいう．
口から血が出たという主訴で患者が受診した場合，まず，それが
喀血・血痰なのか，吐血なのかを鑑別する必要がある．吐血は，
食道・胃・十二指腸からの出血である．喀血と吐血の鑑別の仕方
を表12に示した．

　喀血・血痰の原因疾患として多いのは，慢性気管支炎と気管支
拡張症である．その他に多くの原因疾患がある．表13にそれを
示した．

18 吐血

　吐血は，食道・胃・十二指腸などの上部消化管からの出血の際
にみられる．出血が徐々に起これば，胃液中の塩酸により黒褐色
調となるが，急激な出血，たとえば食道静脈瘤からの出血の際に
は，鮮血色となる．表14に吐血の原因疾患を示した．

表 14 ●吐血の原因疾患

食道	静脈瘤，食道炎，食道癌，異物による外傷
胃	胃潰瘍，胃癌，吻合部潰瘍，食道裂口ヘルニア
十二指腸	十二指腸潰瘍，十二指腸炎，腫瘍
その他	口腔・咽頭出血

19 動悸

　健常者の場合，通常は心臓の拍動を全く意識しないが，それを意識する場合を動悸という．健常者でも，興奮，不安，運動時には動悸を感じる．精神的・心理的な要因も関与しており，自覚症状と疾患の重症度とは必ずしも一致しない．

　動悸の原因には，心臓性と心外性とがある．さらに器質的疾患があるかどうかが重要である．心臓性の動悸は，器質的疾患に起因する心不全や心房・心室への逆流による心拍出量増加により起こる．不整脈による動悸は，洞性頻脈，発作性頻拍症，発作性心房細動・粗動，期外収縮などにより起こる．心外性の動悸は，貧血，発熱，甲状腺機能亢進症，褐色細胞腫，呼吸器疾患などでも起こる．

　心臓神経症では動悸の訴えが中心となる．

第6章
臨床医学各論
主要な疾患とその対応

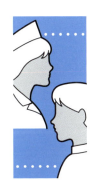

1 国際疾病分類

　疾病の国際的統計のために必要不可欠なものは，国際的に統一された疾病分類である．以下は，世界保健機構（WHO）で決定された疾病分類である．26項目に分類されている．

1. 感染症および寄生虫症
　腸感染症（コレラ，赤痢など），結核，百日咳，性的感染症，麻疹，風疹，エイズ，マラリア，ウイルス性肝炎など

2. 新生物
　癌，肉腫，良性腫瘍

3. 血液・造血器疾患
　貧血，紫斑病

4. 免疫機構の障害
　免疫不全症

5. 内分泌・栄養・代謝疾患
　糖尿病，甲状腺機能障害，栄養失調，ビタミン欠乏症

6. 精神・行動の異常
　アルツハイマー病の認知症，血管性認知症，パーキンソン病の認知症

7. 睡眠・覚醒障害

8. 神経系疾患

パーキンソン病，アルツハイマー病，てんかん，片頭痛，脳性まひなど

9. 眼と付属器の疾患

白内障，角膜炎，結膜炎，緑内障，斜視，視力低下，網膜剥離

10. 耳と乳様突起の疾患

中耳炎，外耳炎，難聴，乳様突起炎

11. 循環器系疾患

狭心症，心筋梗塞，脳梗塞，くも膜下出血，高血圧，急性リウマチ熱，リウマチ性心疾患

12. 呼吸器系疾患

急性上気道炎，インフルエンザ，肺炎，気管支炎，じん肺，気胸

13. 消化器系疾患

胃潰瘍，虫垂炎，そけいヘルニア，腸閉塞，肝硬変，胆石，膵臓炎

14. 皮膚疾患

蕁麻疹，褥瘡，アトピー性皮膚炎，天疱瘡

15. 筋・骨格・結合組織の疾患

関節リウマチ，全身性エリテマトーデス，骨粗鬆症

16. 腎尿路生殖器系の疾患

ネフローゼ，腎炎，膀胱炎，前立腺肥大，子宮内膜症

17. 性保健健康関連の病態

性感染症（淋病，梅毒，性器クラミジア），副腎生殖障害，性的倒錯，性嗜好異常

18. 妊娠・分娩・産褥

子宮外妊娠，胞状奇胎，胎盤早期剥離，産褥性敗血症

19. 周産期に発生した病態

出産外傷，出生時仮死，核黄疸

第 6 章　臨床医学各論　　63

20. 先天奇形・変形・染色体異常

心臓奇形，性器奇形，四肢・指趾の奇形，ダウン症

21. 症状・徴候・異常検査所見で他に分類されないもの

22. 損傷・中毒その他の外因の影響

23. 傷病および死亡の外因

24. 健康状態に影響をおよぼす要因および保健サービスの利用

25. 特殊目的用コード

26. 伝統医学の病態―モジュール 1

Ⅴ. 生活機能評価に関する補助セクション

Ⅹ. エクステンションコード

2 呼吸器疾患

1）上気道炎，かぜ症候群

上気道炎とは，鼻腔から喉頭までの上気道に起こる炎症の総称である．かぜ症候群は，上気道と副鼻腔の急性炎症で，その原因の 80％はウイルス感染であり，約 200 種類のものが知られている．その他に，細菌やマイコプラズマも原因となる．

成人ではライノウイルス感染が多く，春と秋に好発．一方，小児では夏にアデノウイルス，秋・冬にパラインフルエンザ・RS ウイルス感染が多い．

2）急性気管支炎

気管・気管支粘膜の急性炎症で，細菌・ウイルス感染，刺激性ガスの吸入などで起こる．かぜ症候群に続発することが多い．かぜ症候群に引き続いて，咳嗽，喀痰，発熱がみられる．ウイルス感染の場合，安静，水分補給，保温が有効．細菌感染の場合，抗菌薬を併用する．

JCOPY 498-07918

64   第6章　臨床医学各論

3) 肺炎

　肺炎とは，肺胞内の空気が炎症性の滲出物で置き換えられる状態である．悪寒，発熱，咳嗽，喀痰が主症状であり，これに頭痛，全身倦怠感，胸痛，呼吸困難を伴うことあり．病原微生物としては，細菌，マイコプラズマ，クラミジア，ウイルス，真菌，原虫などがある．老人の場合，意識障害と食欲低下が主症状になることがある．高齢者の誤嚥性肺炎も話題となっている．

4) 肺結核症

　結核菌感染により起こる．症状は，微熱，咳，痰，血痰，息切れ，胸痛であるが，自覚症状に乏しく，検診のX線検査で発見されることが多い．治療は，感受性のある抗結核剤の投与である．最近，多剤耐性菌が増加している．日本の結核は1935年から1950年まで死因のトップであった．その後激減したが，再興感染症として注目されている．

5) 慢性閉塞性肺疾患（COPD）

　慢性気管支炎，肺気腫または，両者の合併により惹起される，閉塞性換気障害を特徴とする疾患である．慢性気管支炎は，慢性または反復性に喀痰を出す状態が，2年以上続き，1年のうち3カ月以上，大部分の日にみられる状態をいう．肺気腫は，終末細気管支から末梢の気腔が拡大して，肺胞壁の破壊がみられる病態である．90％は，喫煙が原因である．

　最近，COPDと喘息が合併した喘息・COPD合併（ACO）が注目されている．

6) 気管支喘息

　気管支喘息は，気道粘膜に慢性炎症があり，種々の刺激に対して過敏性が亢進している状態である．刺激に対して可逆性の気道狭窄をきたし，発作性に呼吸困難，喘鳴，咳などの症状を示す．

JCOPY 498-07918

第6章　臨床医学各論　　65

日本における発症の頻度は4〜5%で，10歳以下の発症は全体の50%である．発作発現機序としては，特有のアレルゲンで起こる特異的機序，アレルゲンが特定できない非特異的機序がある．さらに，アスピリンなどで誘発される薬物喘息，運動誘発喘息がある．現在，治療法としては，吸入ステロイドが最も効果的である．

7）気管支拡張症

　気管支拡張症とは，炎症に伴う気管支壁の破壊により気管支内腔が不可逆性の拡張を示す疾患群である．原因により，先天性と後天性とがある．慢性の咳，膿性喀痰，血痰，喀血が主症状である．

　慢性安定期の治療の中心は，去痰剤・気管支拡張剤の吸入とバイブレーターまたは体位ドレナージである．

8）じん肺症

　じん肺は，粉塵を吸入することにより肺に障害を受ける疾患で，原因物質により，珪肺症，石綿肺，ベリリウム肺などという．初期には自覚症状はないが，進行すると咳，喀痰，労作時息切れがみられる．石綿肺では，肺癌，胸膜中皮腫を合併しやすい．

9）特発性間質性肺炎

　原因不明の間質性肺炎である．乾性咳嗽，労作時呼吸困難があり，胸部X線写真上で，びまん性に粒状・網状・輪状陰影を認める．症状は，一般にゆっくりと進行して，呼吸不全になる．5年生存率50%，10年生存率20%である．

10）肺血栓・塞栓症

　肺動脈内での血栓の形成，血流中の塞栓子による肺動脈の閉塞

JCOPY　498-07918

により，肺動脈血流が阻害される疾患である．急性型で，塞栓が広範な場合には，突然の呼吸困難，胸痛，咳嗽，血痰がみられる．突然死の原因の一つである．エコノミークラス症候群はその典型例である．慢性型では，労作時息切れ，咳嗽，動悸がみられる．

11）肺癌

肺に発症する原発性肺癌と他臓器から血流に乗って転移する転移性肺癌とがある．原発性肺癌には，その組織型により，腺癌，扁平上皮癌，小細胞癌，大細胞癌がある．

末梢型の早期肺癌は外科手術の対象となる．日本人の死因の第1位は癌死であり，近年，癌死のトップにあった胃癌を抜いて，肺癌がトップの座についた．

12）胸膜炎

胸膜に炎症が起こり，胸膜腔に滲出液が貯留する状態が胸膜炎で，感染性と非感染性とに二大別される．感染性胸膜炎には，結核性胸膜炎と肺炎随伴性胸膜炎がある．非感染性胸膜炎には，癌性胸膜炎，膠原病性胸膜炎，消化器疾患関連胸膜炎（膵臓炎，肝膿瘍）がある．

13）気胸

気胸とは，胸膜腔内に空気が貯留した状態である．自然気胸は，健康人に明らかな外的誘因もなく起こる特発性自然気胸と，嚢胞などの肺の基礎疾患により起こる続発性自然気胸とに分けられる．胸部外傷時に発生する外傷性気胸や胸腔穿刺，針治療などにより起こる医原性気胸もある．胸痛，咳，呼吸困難が三大徴候である．

3 循環器疾患

1) 不整脈

　健常者では，心臓の調律は洞結節により支配されている．不整脈とは，正常洞調律（成人で60〜100/分）以外の心調律をいう．症候から不整脈を分類すると，徐脈性不整脈（洞徐脈，洞停止，洞房ブロック），頻脈性不整脈（洞頻脈，心房粗動，発作性上室頻拍），脈の不整を主徴とするもの（心房細動，期外収縮）である．

　動悸，胸部不快感，めまい，失神発作（アダムス‐ストークス症候群）がみられる．特に近年，高齢者の心房細動，それにより起こる脳梗塞が問題になっている．

2) 狭心症

　心筋の酸素需要に供給が追いつかない状態である．胸骨の裏側を中心とする前胸部痛で，痛みは左肩に放散する．一過性の心筋虚血で心筋壊死はない．冠動脈の粥状動脈硬化が原因となる．粥状動脈硬化がなく，強い冠動脈の収縮で起こる場合を異型狭心症という．高血圧，脂質異常症，糖尿病，喫煙，肥満が危険因子となる．特に喫煙との関連がクローズアップされている．

3) 心筋梗塞

　冠状動脈の血流が止まり，心筋が壊死した状態をいう．90％以上が冠状動脈の硬化に伴うプラークによる血管内腔の閉鎖，またはプラークの破裂による．死への不安感・恐怖感を伴う激しい胸痛あり．その後に，肺水腫，呼吸困難，ショック，不整脈をきたす．危険因子は狭心症と同じ．

4) 動脈硬化症

　虚血性心疾患や脳血管障害といった粥状動脈硬化症は，先進国での主要な死因となっている．危険因子としては，高血圧，脂質

68 第6章 臨床医学各論

異常症，糖尿病，肥満，喫煙，男性であることなどが知られている．特徴的な動脈の変化は，血管壁の肥厚，平滑筋細胞の増殖，コレステロールの蓄積，線維成分の増生とカルシウムの沈着である．

5）高血圧症

安静時の動脈圧が異常に上昇した状態をいう．成人の場合は，拡張期圧が90mmHg以上で，収縮期圧が140mmHg以上を高血圧という．二次性と本態性高血圧とに分けられるが，本態性高血圧が90％以上を占める．二次性高血圧には，腎性（糸球体腎炎，糖尿病性腎症，腎血管性など），内分泌性（副腎皮質性，クッシング症候群，経口避妊薬内服），神経性（心因性，間脳症候群など）がある．

本態性高血圧症の患者数は日本で約2,000万人おり，生活習慣病の一つである．自覚症状がないが，放置すれば，動脈硬化症，虚血性心疾患，脳血管障害などを起こす．血圧は，朝の起床時に急激に上昇するため，早朝高血圧の管理が重要視されている．

6）低血圧症

安静時の収縮期圧が100mmHg以下で，何らかの自覚症状がある場合に，低血圧症と診断する．原因が不明で，低血圧の症状がある場合を本態性低血圧症といい，原因が明らかな場合を二次性（症候性）低血圧症という．二次性低血圧症には，心血管，循環血液量減少，肺疾患（肺梗塞），内分泌疾患（甲状腺機能低下症，アジソン病など），起立性低血圧症がある．

症状は，夏期，午前中に出やすい．全身倦怠感，易疲労感，肩こり，頭痛，不眠，立ちくらみ，腹痛，便秘・下痢，性欲減退，月経不順などと多彩である．

7) 大動脈瘤

大動脈が最大径5cm以上の瘤をつくる場合をいう．部位的に，胸部大動脈瘤と腹部大動脈瘤とに分けられる．原因としては，動脈硬化症によるものが90%以上を占める．他には，大動脈症候群，マルファン症候群，ベーチェット病，梅毒など．

自覚症状はないが，まれに隣接臓器への圧迫症状として胸痛，腰痛，嗄声，咳嗽などがある．

4 消化器疾患

1) 食道癌

食道癌は，食道粘膜上皮から発生する悪性腫瘍で，その90%は扁平上皮癌である．発生部位は，中部食道が50%，ついで下部食道と上部食道である．60歳以上の男性に好発する．嚥下困難が特徴的な症状で，まず固形物の通過が悪くなる．しかし，このような狭窄症状が出た患者の大部分は進行癌である．根治可能な初期癌の場合，食物嚥下時の胸骨後痛，しみる感じ，つかえ感，異物感があることが多い．

2) 急性・慢性胃炎

急性胃炎は，最も頻度の高い消化器疾患である．摂取した薬剤や食品が原因の急性外因性胃炎と，アレルギー，ウイルス，細菌，寄生虫が原因の急性内因性胃炎とがある．心窩部痛，悪心，嘔吐があり，激しい場合には吐血，下血もある．自殺目的の薬物摂取の場合には胃洗浄，アニサキス症の場合には，胃粘膜の虫体を内視鏡下に摘出する．

慢性胃炎は，胃腺の萎縮，胃粘膜の上皮化生を最終像とする胃の慢性炎症である．心窩部痛，腹部膨満感，胸やけ，悪心，嘔吐がみられる．

70 第6章 臨床医学各論

3) 消化性潰瘍（胃・十二指腸潰瘍）

胃・十二指腸の粘膜欠損で，欠損が粘膜に限局する場合はびらんといい，粘膜下層に及ぶ場合は潰瘍という．典型的な症状は空腹時や夜間睡眠時の心窩部痛である．痛みは食事の摂取により軽快する．潰瘍部からの出血は，新鮮血・凝血塊の吐血，黒褐色便（タール便）となる．食事療法と薬物療法が基本である．

4) 胃癌

胃癌の死亡率は，最近まで日本の悪性腫瘍のトップであったが，肺癌のそれが胃癌を抜いた．早期胃癌に特有な症状はなく，しばしば無症状である．症状があっても，胃炎や消化性潰瘍との区別は難しい．バリウム検査や内視鏡検査が必須である．

手術可能な場合には，胃切除術を施行する．胃癌が進行するとカヘキシーとなり，腹水・胸水貯留，肝転移による黄疸がみられる．ピロリ菌との関連が重視されている．

5) 大腸ポリープ

ポリープとは，粘膜の一部が腸管内に隆起した状態で，腫瘍性ポリープと非腫瘍性ポリープとに分けられる．その数により，単発ポリープ，多発ポリープ，ポリポージスなどとよばれる．ポリポージスは遺伝性が強く認められ，遺伝子の関与が示唆される．大きなポリープでは下血があるが，小さなものでは無症状である．便潜血反応で発見される場合もあるが，大腸X線と内視鏡検査が最も威力を発揮する．

6) 大腸癌

大腸に発生する上皮性悪性腫瘍で，その80%は分化型腺癌である．発生部位により，直腸癌，結腸癌，盲腸癌，虫垂癌とよばれる．日本の大腸癌の死亡率は年々増加している．食生活の欧米化，特に脂肪の大量摂取がその原因と考えられている．

JCOPY 498-07918

第6章　臨床医学各論　　71

高脂肪食により胆汁酸排泄が増加し，その代謝過程でできる二次胆汁酸が発癌プロモーターとなる．一方，食物繊維が大腸癌の発生・増殖を抑制する．

一般に早期癌では無症状である．血便，腹部膨満感，便通異常として下痢や便秘がみられる．注腸X線検査や大腸ファイバースコープが必要である．

7）肝炎

肝炎は，ウイルスをはじめとして，さまざまな原因により起こる．A型，B型，C型，D型，E型，F型，G型の他に，自己免疫性肝炎，薬剤性肝炎，アルコール性肝炎がある．

A型肝炎は，HAV（A型肝炎ウイルス）の感染により発症する．HAVは比較的排除されやすいウイルスであり，感染の持続は短期間であり，治癒しやすい．B型肝炎は，日本と東南アジアにHBVキャリアが多く存在し，そのほとんどで3歳までに感染が成立する．ワクチンの開発が治療・予防面で威力を発揮している．C型肝炎は，HCVの感染により発病する．B型肝炎と同様に，宿主側の免疫応答により，肝細胞を破壊する．成人の感染でも慢性化しやすく，肝硬変，肝癌へと移行する．

8）胆石症

胆石は，胆道内に結石のできる疾患で，石のできる部位により，肝内結石，総胆管結石，胆嚢結石に分けられる．腹痛，発熱，黄疸が三主徴である．胆石があるにもかかわらず症状のない無症状結石もある．近年，内視鏡下の手術が行われている．

9）急性膵炎

急性膵炎とは，膵酵素が膵臓内で活性化され，膵臓の自己消化を起こす疾患である．原因は不明であるが，アルコール多飲，胆石症，薬剤の関与が示唆されている．臨床症状は，疼痛，発熱，

72 第6章 臨床医学各論

低血圧，呼吸困難，下血，イレウスなどである．膵臓の安静のため，絶飲・絶食が必要である．

10) 胃食道逆流症（GERD）

典型症状は胸やけと食道への逆流感の2つである．この症状が週2回以上あればGERDと診断する．治療の第1選択薬はPPI（プロトンポンプ阻害剤）である．

5 代謝・内分泌疾患

1) 糖尿病

糖尿病は，1型糖尿病と2型糖尿病とに大別される．日本では90%以上が2型糖尿病である．インスリンの作用不足による高血糖（糖代謝異常）の他に，蛋白・脂肪代謝異常がみられる．口渇，多飲，多尿，全身倦怠感，体重減少が一般症状であるが，無症状のこともある．血糖値とHbA1cにより診断する．放置すると，糖尿病性の網膜症・腎症・末梢神経障害が起こる．食事・運動・薬物療法が基本となる．

2) 脂質異常症

空腹時の血清中のトリグリセリド，LDL-コレステロール値が正常域以上，または，HDLコレステロール値が正常域未満の場合を脂質異常症という．総コレステロール値が199mg/dl以上，トリグリセリド値が149mg/dl以上，LDL-コレステロール値が139mg/dl以上が異常である．食事療法が基本となる．自覚症状がまったくない．

3) 痛風

高尿酸血症（7.0mg/dl以上）が原因で起こる疾患である．遺伝子（DNA，RNA）の骨格を形成するプリン体が尿酸となり，

排泄されるが，これが過剰となり，尿酸塩の結晶が腎臓と関節腔内に析出すると，痛風となる．高尿酸血症のうち，約5〜10%が痛風となる．食事療法，薬物療法が基本となる．

4）甲状腺機能低下症

　甲状腺からのホルモン分泌減少により起こる．代表的な疾患が橋本病である．橋本病の90%で，びまん性甲状腺腫がみられる．皮膚は乾燥し，声がかすれ，精神活動も低下し，徐脈，低血圧があり，浮腫のために体重増加が起こる．治療としては，甲状腺ホルモン剤を投与する．

5）甲状腺機能亢進症（バセドウ病）

　バセドウ病は，遺伝と環境因子が関与して発病する，甲状腺の自己免疫疾患である．甲状腺刺激ホルモン（TSH）受容体に対する自己抗体が血中にあり，これがTSHと同様に甲状腺を刺激する．甲状腺腫，頻脈，手指振戦はよくみられるが，眼球突出は50%にみられるに過ぎない．いらいら，不安，不眠などの精神神経症状もある．下痢，体重減少，月経異常もみられる．若年女性に好発し，抗甲状腺薬が治療薬となる．

6）アジソン病

　副腎皮質の破壊・萎縮による急性副腎不全である．結核による破壊と自己免疫機序による萎縮が原因の大部分である．急性副腎不全（副腎クリーゼ）によりショック状態となる．その他，皮膚・粘膜の色素沈着，脱力感，低血糖，低ナトリウム血症，性欲低下，月経異常がみられる．治療は副腎皮質ホルモンの補充療法である．

7）クッシング症候群（病）

　副腎皮質からのコルチゾールの過剰分泌により起こる．その原

74 第6章 臨床医学各論

因として，下垂体のACTH産生腫瘍（クッシング病），副腎皮質
のコルチゾール産生腫瘍，異所性ACTH産生（肺癌，胸腺癌）
がある．中心性肥満，ムーンフェイス，多毛，月経異常，伸展性
皮膚線条がみられる．手術による腫瘍の摘出により治療する．ス
テロイド薬服用でも同じ症状が出る．

6 腎臓・泌尿器疾患

1）糸球体腎炎

腎炎を起こす溶連菌抗原が血中に入り，抗体と結合して免疫複
合体を作り，発病する．発病の1〜2週間前に扁桃炎などの上気
道炎に罹患する．

血尿は必発の症状で，1/3は肉眼的血尿である．その他に，蛋
白尿，高血圧，浮腫，血中尿素窒素（BUN）の上昇がある．数
少ない治る腎臓病である．

2）ネフローゼ症候群

糸球体の障害により大量の血漿蛋白が漏出して蛋白尿となり，
低蛋白血症となる．原発性糸球体腎炎に起因するものが70％で，
その他に，糖尿病，SLE，妊娠中毒症が原因となる．蛋白尿，低
蛋白血症，脂質異常症，浮腫，高血圧などを起こす．副腎皮質ス
テロイド薬が基本となる．食事指導，生活指導が必要である．

3）慢性腎不全

原発性・続発性腎疾患が原因となり，腎機能が徐々に低下して
いく疾患を慢性腎不全という．最終的には尿毒症となるが，それ
に至る期間は数カ月から数十年に及ぶ．慢性腎不全は，腎臓の組
織が徐々に破壊される非可逆的疾患である．息切れ・動悸・全身
倦怠感（貧血症状），浮腫，血圧上昇，胸・腹水，BUNの上昇が
みられる．

降圧薬，特に ACE 阻害薬，利尿薬，エリスロポエチン，食事療法が行われるが，最終的には透析療法，腎臓移植が必要となる．

4) 腎盂腎炎

腎臓の実質，腎盂の細菌感染症である．腎盂の炎症は，必然的に腎実質の炎症を伴うために，腎盂炎という病名は用いない．急性腎盂腎炎と慢性腎盂腎炎とに分けられる．

急性腎盂腎炎の場合，悪寒，発熱，頻尿，排尿時痛，腰背部痛がある．慢性の場合は症状が軽い．尿培養を行い，原因菌に適した抗菌薬を投与する．充分な水分を摂ることも必要である．日常生活では水分を多く摂り，排尿を我慢しない．

5) 尿路結石

腎臓，尿管で尿中のカルシウムなどが結石を形成する疾患である．生涯罹患率が4%と，尿路結石の頻度はかなり高い．結石の成分は，シュウ酸・リン酸カルシウム結石が90%を占める．尿濃縮が誘因となる．結石発作の初期は，背・側腹部の鈍痛であるが，結石が嵌頓すると疝痛となる．充分な飲水で80%の症例で自然排石が得られる．

6) 膀胱炎

尿道から逆行性に病原菌が侵入して発病する．原因菌としては大腸菌が最も多い．急性期には頻尿，排尿終末時痛，混濁尿，血尿があるが，発熱はない．女性に多く発病するので，外陰部・肛門部の清潔保持に留意する．

7) 淋疾

淋菌は，尿道，子宮内膜，眼，咽頭，直腸に親和性があり，感染を起こすので，これらを一括して淋疾という．性交後に尿道炎

76   第6章　臨床医学各論

を起こし，放置すると，前立腺，膀胱へと感染が進む．通常，性交2〜7日後に外尿道口から黄色膿が出て，灼熱感を伴う排尿時痛が起こる．ペニシリン系薬剤が有効であるが，セックス パートナーの同時治療が必要．

8）非淋菌性尿道炎

　淋菌性尿道炎より数倍多い．原因菌は，グラム陽性・陰性菌，クラミジア・トラコマチスなどである．潜伏期間は性交後1〜3週間で，排尿時痛，頻尿，粘液様の膿を出す．テトラサイクリン，マクロライド系薬剤が有効であるが，セックス パートナーの同時治療が必要．

9）前立腺肥大症・前立腺癌

　65歳以上の高齢男性の1/3に発病する．手術などの治療を必要とする症例は，発病者の1/5である．初期には，排尿に時間がかかり，夜間頻尿も起こる．重症例では尿閉となる．軽症例ではアルファ遮断剤，重症例では経尿道的前立腺切除術を行う．

　前立腺癌に対して，最近，ロボット手術が導入され，好成績をあげている．

10）過活動膀胱

　尿意切迫感を主症状とし，頻尿，夜間頻尿，切迫性尿失禁を伴うこともあり，この症状の組み合わせで定義される．カフェインの多い飲料を避けるといった生活指導や膀胱再訓練に加えて，抗コリン剤などが有効である．

7　血液・造血器疾患

1）鉄欠乏性貧血

　鉄が欠乏して，骨髄における赤血球の産生が低下して起こる貧

血である．多くの貧血患者がこれに属し，特に月経のある女性にみられる．原因としては，鉄の喪失，鉄の摂取不足，鉄の吸収障害などがある．若い女性の場合，極端なダイエットが原因となることが多い．

症状としては，貧血症状（労作時息切れ，めまい，耳鳴り），皮膚症状（口内炎，舌炎，スプーン様爪），循環器症状（頻脈，動悸）などがみられる．

2）急性白血病

分化成熟能に乏しい幼弱白血病細胞の増殖をきたす，造血器の悪性腫瘍である．遺伝子の異常が原因と考えられるが，その異常を起こす要因としては，ウイルス，環境因子，放射線などがあげられる．急性白血病には，急性骨髄性白血病と急性リンパ性白血病とがある．貧血症状として，易疲労感，労作時息切れ，耳鳴りがあり，血小板減少による出血傾向（皮下出血，鼻出血，月経過多など）もみられる．

化学療法に加えて，近年同種骨髄移植が行われている．

3）悪性リンパ腫

リンパ網内系組織に発生する悪性腫瘍で，ホジキンリンパ腫（Hodgkin's lymphoma: HL）と非ホジキンリンパ腫（non-Hodgkin's lymphoma: NHL）とに大別される．日本ではNHLが圧倒的に多い．HLは，20歳代と50歳代に好発し，NHLは中高年に好発する．

HLはリンパ節を原発巣とし，その初発部位は頸部が最も多い．発熱，体重減少の他に，さまざまな部位への圧迫症状がみられる．たとえば，頭頸部で鼻閉・咽頭痛，胸部で乾性咳嗽・嚥下障害，腹部で便秘・腹満・腹痛，神経系で疼痛・知覚異常などである．

78   第6章　臨床医学各論

4）血友病

伴性劣性遺伝形式により，母親から男児に遺伝する先天性出血性疾患である．血友病の出血傾向は，凝固因子の欠乏によるものである．第Ⅷ因子の欠乏は血友病A，第Ⅸ因子の欠乏は血友病Bという．A：Bの比は5：1である．症状としては，関節内出血，筋肉内出血といった深部出血である．

8 神経・筋疾患

1）髄膜炎

脳・脊髄周囲のくも膜・軟膜の炎症である．ウイルス性・急性化膿性・結核性・真菌性髄膜炎がある．悪寒を伴う38～39℃台の発熱，頭痛，髄膜刺激症状（項部硬直）がみられる．それぞれの原因に応じた適切な治療をする．

2）脳出血

血管壁の一部が破れて出血する病態で，出血部位により，脳内出血，くも膜下出血，硬膜下血腫とに分けられる．脳内出血は種々の原因により起こるが，高血圧が60％を占める．硬膜下血腫は頭部外傷後に起こる．痙性脊髄麻痺がみられる．頭部のX線CT検査が役立つ．内科的・外科的治療がなされるが，呼吸管理，血管確保，尿閉・尿失禁への対応が必要となる．

3）脳梗塞

脳血管の閉塞または血流減少により，脳組織が壊死におちいる病態である．発症機序から，脳血栓症と脳塞栓症とに二大別される．脳血栓症は，動脈硬化の強い血管壁に血栓（血液の塊り）が形成され，徐々に成長して血流を阻害するものである．脳塞栓症は，心房細動や心臓弁膜症により血管を閉塞する栓子が形成され，それが血流に乗って脳血管を突然に塞ぐ病態である．

498-07918

程度の差はあるが，意識障害が起こる．その出現のしかたは，脳塞栓症では突発的で，脳血栓症では数時間から数日かけて段階的にである．CT，MRIで正確に診断可能である．発病後には，呼吸管理，血圧管理，脳浮腫対策，血栓溶解療法などが必要となる．

4) くも膜下出血

ズブアラ（subarachnoid hemorrhage: SAH）といい，年間の発病頻度は，人口10万人あたり20人以上である．70 ～ 80%は脳動脈瘤破裂，10 ～ 20%は高血圧性脳動脈硬化症である．臨床症状は激しい頭痛である．頭痛に嘔吐を伴うことも多く，意識障害をきたすこともある．治療法としては，開頭して動脈瘤にクリッピングを行い，脳内血腫を除去する．

5) パーキンソン病

中脳黒質の神経細胞（ドーパミンを神経伝達物質とする）が変性・脱落することにより発病する．有病率は人口10万人あたり80人であり，中年以降に発病する．初発症状は，上肢の振戦，動作緩慢である．患者は，前傾姿勢をとり，歩行は小刻みで，歩き始めると加速して転び，無表情となり，顔は脂ぎる（脂漏性顔貌）．治療薬として，L-DOPAが用いられる．

6) 筋萎縮性側索硬化症

アミトロ（amyotrophic lateral sclerosis: ALS）と称され，上位・下位運動ニューロンを選択的におかす原因不明の進行性変性疾患である．診断がついてから2 ～ 5年以内に死亡するが，10年以上の生存例もある．主として中年以降に発病するが，発病年齢が高いほど生存期間は短い．直接死因は呼吸不全，肺炎，窒息である．

80　第 6 章　臨床医学各論

7）脳腫瘍

　脳腫瘍は，発生部位から脳実質内腫瘍と脳実質外腫瘍とに二大別される．脳実質内腫瘍には，神経膠腫（35%），転移性腫瘍（5%）があり，脳実質外腫瘍には，髄膜腫，下垂体腺腫，神経鞘腫などの良性腫瘍がある．

　臨床症状には，頭蓋内圧亢進症状（頭痛，吐き気，複視）と，腫瘍の存在部位に一致する局所症状とがある．診断にはCT，MRIが役立つ．

8）神経痛

　それぞれの神経の走行・支配領域に一致して疼痛の起こる疾患である．神経が圧迫されたり，炎症などにより刺激されることにより，神経痛が起こる．代表的なものとして，三叉神経痛，後頭神経痛，肋間神経痛，座骨神経痛，帯状疱疹に伴う神経痛がある．

9）筋ジストロフィー

　筋肉自体の異常によるミオパチーの代表的な疾患で，通常は，デュシェンヌ型筋ジストロフィーを意味する．筋力低下や筋萎縮があり，筋肉痛はない．最初は，転びやすい，立ち上がる時に大腿に手をつく（ガワース徴候）などの症状があり，歩行不能となる．

　X染色体劣性遺伝であり，70%の患者でDNA異常を発見できる．9歳で歩行不能，15歳で左心不全，17歳で呼吸不全になる．

10）重症筋無力症

　通常，myasthenia gravisの略称でMGという．随意筋が収縮する時には，神経・筋接合部の運動終末からアセチルコリンが放出され，筋肉側の受容体と結合する．MGの患者では，この受容体に対する抗アセチルコリン受容体抗体が胸腺で産生され，アセ

チルコリンが受容体と結合できなくなる. 眼筋, 咽頭筋, 四肢近位筋がおかされる.

MGの男女比は, 1：2と女性に多く, 15 〜 40歳代に多い. 小児では, 眼筋のみがおかされる眼筋型が多い.

11) むずむず脚症候群

Restless legs syndrome（レストレッグスシンドローム）とも呼ばれ, 主に下肢に「むずむずする」「じっとしていられない」「針で刺すような」「虫が這っているような」異常感覚がある. 治療薬としてはビ・シフロール（一般名プラミペキソール）が有効.

9 精神疾患

1) 統合失調症

思考・感情・意欲の障害があり, 幻覚妄想, 自閉, 自発性減退, 昏迷などの症状を示す. 16 〜 40歳に発病することが多い. 精神科入院患者の60%を占める. 近年の薬物療法とリハビリテーションなどの治療法の進歩により, 社会的に自立する例が多い.

2) 双極性障害

高揚した爽快気分, 観念奔逸（発想が次々と湧く）, 行為心迫（何かしないと気がすまない）の状態が続く. 誇大的な言動が多く, 自制心に欠け, 電話をしまくったり, 衝動買いをする. 3つのタイプがあり,（1）うつ病相と交互に発病を繰り返す,（2）うつ病の繰り返しの間に躁病が出る,（3）躁病のみ, である.

3) うつ病・うつ状態

うつ状態は, 種々の疾患でみられる症候群である. 気分は暗く沈み, 不安, 焦燥感が強く, 思考が回転せず, 悲観的, 自責的, 罪責的となり, 意欲が湧かず, 自殺企図が出る. 頭痛, 肩こり,

82 第6章 臨床医学各論

胸部圧迫感, 胃部不快感, 便秘, 性欲減退, 睡眠障害がみられる.

4) パニック障害

何の理由もなく, 突然に強い不安に襲われ, 動悸, 息苦しさ, めまい, 手足のふるえ, しびれ, 顔面紅潮, 発汗, 悪心などの自律神経性身体状態を伴う急性の不安状態である. 1回の発作は5〜15分で, 3日〜4日ごとに繰り返す. 患者には, 予期不安, 広場恐怖, 慢性不安状態がみられる.

5) ヒステリー

患者自身は気づかない心因により, 意識障害, 知覚障害が起こる. ヒステリーはギリシャ語の子宮に由来し, ヒポクラテスは, 子宮が体内で動き廻るために起こる婦人病と考えた. 精神の内的葛藤・不安を解消するために, 疾病に逃避することにより, 重篤な障害 (盲目, 四肢麻痺) に無関心な態度を取り, 「満ち足りた無関心」の傾向を示す.

6) てんかん

脳の神経細胞の過剰放電による反復発作をきたす疾患である. 幼少期から思春期に, その3/4が発病する. 病巣部位, 病因, 脳波所見, 年齢などより, 局在関連てんかん, 全般てんかんなどに分類される. 臨床症状は, 部分発作と全般発作に分けられる.

7) アルコール依存症

自制できないアルコール摂取行動であり, 飲酒を中断することにより, アルコール離脱症状がみられる. これは, 断酒後7〜8時間で, 手指振戦, 幻覚, けいれん, 不眠, 発熱, 頻脈, 異常発汗 (早期離脱症状) がみられる. 3〜4日後に後期離脱症状がみられる. 全身の粗大振戦, 意識混濁, 幻覚 (多数の小動物がみえ

る幻視)があり，自律神経症状も強く，時に死亡することもある．

8) アルツハイマー型認知症

神経細胞の脱落，アミロイドの沈着（老人斑），神経原線維変化が出現し，知的機能（記憶，計算力，判断力）が障害される疾患である．初老期に発病するものは，進行が速く，重症であり，これをアルツハイマー病という．65歳以上で発病する比較的症状の軽いものをアルツハイマー型老年認知症という．早発型の家族性アルツハイマー病のうち5%が第21番染色体にある遺伝子の異常による．初期には抑うつ症状を示し，さらに進行すると，曲解・誤解から，「物盗られ妄想」を示し，不安・焦燥がみられ，その後に多動・徘徊がみられるようになる．

9) 脳血管性認知症

高血圧，脂質異常症，糖尿病，動脈硬化症を基礎疾患として，小規模の出血や梗塞が起こり，認知症状態となる．知的機能障害として，記憶・記銘力が低下するが，アルツハイマー型認知症との鑑別点は以下の症状である．すなわち，まだら認知症，人格の保持（認知症症状に比較して），情動失禁，神経症状（失語，失行，失認，片麻痺）があることである．

10) ナルコレプシー

日中に出現する強い眠気を特徴とする睡眠障害で，narcolepsyのnarcoは麻痺，lepsyは発作という意味である．発病は14〜16歳がピークで，症状は長年持続し，少しずつ改善する．症状は以下の4つである．(1) 反復する日中の眠気，(2) 情動脱力発作（怒り・笑い・驚き・緊張などを契機に，突然に骨格筋が弛緩してしまう），(3) 睡眠麻痺（入眠・出眠時に身動きができない），(4) 入眠時幻覚，の4症状の他に，健忘，悪夢，いびき，熟眠困難がみられる．

84　第 6 章　臨床医学各論

10 アレルギー性疾患

1）薬物アレルギー

　薬物の投与により，生体にとって有害な反応が，免疫機序により惹起される病態をいう．CoombsとGellは，アレルギー反応を1～4型に分類した．1型アレルギーは，薬物に対する特異的IgE抗体が肥満細胞・好塩基球に結合し，抗原により化学伝達物質が遊離し，アナフィラキシー ショック，蕁麻疹が起こる．2型アレルギーは，標的細胞に結合した薬物とこれに対する特異抗体（IgM・IgG抗体）が反応して細胞破壊が起こり，溶血性貧血，血小板減少症が起こる．3型アレルギーは，抗原（薬物）と抗体の結合物である免疫複合体により起こる過敏反応で，血清病型反応，薬剤熱，溶血性貧血がある．4型アレルギーは，細胞に結合した抗原（薬物）に対する感作T細胞による細胞・組織障害反応で，接触性皮膚炎がある．

2）アレルギー性鼻炎

　アレルゲン（抗原）とIgE抗体との反応により惹起される1型（アトピー型）アレルギー疾患で，鼻粘膜肥満細胞から遊離されたヒスタミン・ロイコトリエンが，神経・分泌腺・血管に作用して，くしゃみ，水様鼻汁，鼻閉が起こる．抗原防御がセルフケアの中心となる．薬物療法は，抗アレルギー薬と局所ステロイド薬である．

3）花粉症

　スギ・ヒノキ・カモガヤなどの花粉を抗原とする1型アレルギー疾患である．感作の成立には20～30年かかるため，好発年齢は20歳・30歳・10歳代の順である．花粉症の原因となる植物は50種類もある．花粉症は都会で多く，この原因として，花粉量の増加と大気汚染が示唆される．くしゃみ，水性鼻汁，鼻閉，

JCOPY　498-07918

眼のかゆみが四大症状である．原因花粉の防御がセルフケアの中心となる．

4）食物アレルギー

消化管アレルギーともいう．食物またはそれに含まれる成分により惹起される過敏症状で，消化器症状（嘔吐，下痢），皮膚症状（蕁麻疹，紅斑），呼吸器症状（喘息，咳），神経症状（頭痛，けいれん），全身症状（アナフィラキシー）を起こす．卵，牛乳，大豆が三大アレルゲンで，その他に，小麦，エビ，カニ，ソバなどがある．

11 膠原病・その他の全身疾患

1）関節リウマチ

遺伝的素因・環境因子により細胞性免疫異常が起こり，それにより刺激された滑膜細胞・リンパ球・多形核白血球から起炎物質が遊離されて，炎症を起こして，滑膜の破壊を起こす．初期には関節痛，腫脹，熱感，運動制限があり，手指・手・膝・足関節の変形・破壊が起こる．時には人工関節置換術を要する．

近年，生物学的製剤（抗TNFα薬など）が導入され，治療は画期的な進歩を遂げた．

2）リウマチ熱

上気道の溶連菌感染の2〜3週後に，発熱・関節炎・心炎などの全身症状を起こす疾患である．90％以上の症例にみられる多関節炎，50％にみられる心炎（心内膜炎，心筋炎，心外膜炎），小舞踏病，輪状紅斑，皮下結節がみられる．

3）シェーグレン症候群

眼と口腔の乾燥症状を伴う全身性の自己免疫疾患である．乾燥

86　　第6章　臨床医学各論

症状のみを示す一次性と，関節リウマチなどの膠原病に伴う二次性とに二大別される．女性に圧倒的に多い（男：女＝1：16）．40〜50歳代に発病のピークがある．眼症状，口腔乾燥症状，腺外症状（発熱，関節痛，レイノー症状，間質性肺炎）がみられる．

4）全身性エリテマトーデス（SLE）

結合組織の慢性炎症性疾患で，皮膚・関節を含め，全身の臓器の障害を起こす．女性に多く（男：女＝1：10），20歳代に好発する．顔面の蝶型紅斑の他に，手掌・指尖・足底の皮疹がみられる．光線過敏症，レイノー現象もみられる．その他に，粘膜病変，関節症状，腎障害，精神神経症状，心肺症状もみられる．

5）多発性筋炎・皮膚筋炎

自己免疫学的機序により，自己の筋肉や皮膚に炎症が起こる疾患である．全身の横紋筋の炎症により筋力低下をきたすが，皮膚症状がない場合を多発筋炎，皮膚症状がある場合を皮膚筋炎という．男：女＝1：2で，成人発症例は40〜60歳，小児発症例は5〜15歳に多い．

両側の近位筋が主として障害されるため，「階段が登りにくい」「風呂に入る時に足が上がらない」という下肢症状，「髪の毛がとかしにくい」という上肢症状がみられる．皮膚症状としては，上眼瞼にライラックの花のようなヘリオトロープ疹が出る．肺症状として間質性肺炎，消化器症状として嚥下困難，20％の症例に悪性腫瘍がみられる．

6）ウェゲナー肉芽腫症

気道の壊死性肉芽腫症，壊死性血管炎，壊死性糸球体腎炎を三主徴とする．平均発病年齢は40歳である．鼻腔・副鼻腔の肉芽腫性炎症による膿性鼻汁・上顎洞炎に続いて鞍鼻を形成する．肺にも空洞を伴う肉芽腫を形成する．早期診断・早期治療が大切

第6章　臨床医学各論　　87

で，エンドキサンとプレドニンを併用する．

7）ベーチェット病

　皮膚・粘膜・眼の症状を呈し，しばしば多彩な全身症状を示す．患者はシルクロードにそった諸国に多くみられ，日本は15,000人と世界で最も多い．性差は少なく，30歳前後に好発する．症状は突発性に出現し，1〜2週で消退・再燃を繰り返す．口腔粘膜のアフタ性潰瘍は必発・初発の症状であり，にきび様皮疹，結節性紅斑，ぶどう膜炎，外陰部潰瘍，関節炎症状，腸管潰瘍，動静脈血管炎，脳脊髄炎などがみられる．

12 感染症

1）細菌性食中毒

　食品とともに侵入した細菌が腸管内で増殖して発病する感染型と，食品内で細菌が作った毒素による毒素型とがある．大部分は急性胃腸炎を起こす．原因菌は，サルモネラ，腸炎ビブリオ，黄色ブドウ球菌，大腸菌である．ボツリヌス菌は，眼症状，球麻痺症状がみられ，致命率が高い．下痢・腹痛・嘔吐に対する対症療法を行い，必要に応じて抗菌薬を使用する．近年，感染性大腸炎（O-157）とノロウイルス感染症の大流行がみられる．

2）細菌性赤痢

　感染症法の3類で，排菌者の糞便で汚染された手指や食品から経口感染した赤痢菌が，大腸・直腸粘膜に侵入・増殖して炎症を起こす．発展途上国での感染が多い．1〜3日の潜伏期後に発熱，水様便，腹痛，膿粘血便がみられる．整腸剤と補液を行い，抗菌薬を投与する．

JCOPY 498-07918

3）ジフテリア

ジフテリア菌により惹起される感染症法の2類である．1〜6日の潜伏期後に症状が出るが，それらの症状は感染部位により異なる．

a．咽頭ジフテリア

咽頭痛，頸部リンパ節腫脹が起こり，重症例では呼吸不全，循環不全もみられる．

b．喉頭ジフテリア

真性クループともいい，咳嗽と嗄声で始まり，偽膜によって気道が狭くなると，犬吠えのような咳と呼吸困難がみられる．

c．悪性ジフテリア

病巣が広範で，進行性である．呼吸困難，血圧低下，心筋障害を起こす．

d．他の部位のジフテリア

目，耳，皮膚，鼻腔，陰部のジフテリアもある．

感染症法の2類であるため，まず第一に隔離を行う．この疾患は，菌により産生される毒素により起こるため，抗毒素療法が優先される．組織と結合してしまった毒素に対しては無効のため，できるだけ早期に投与する必要がある．原因菌に対しては，ペニシリン，エリスロマイシンを投与する．

4）破傷風

感染症法の5類で，土壌中の破傷風菌が外傷部位または新生児臍帯切断端から体内に侵入して，菌が産生する神経毒素により惹起される疾患である．潜伏期は5〜12日で，筋肉の硬直，開口障害，顔面筋のけいれんが起こり，進行すると，全身の筋肉のけいれん，後弓反張，呼吸困難が起こる．けいれんは刺激により誘発されるため，音や光を遮る．毒素を中和する免疫グロブリン（テタノブリン）を注射する．予防は，破傷風トキソイドの接種である．

第6章　臨床医学各論　　89

5) 腸チフス・パラチフス

　感染症法の3類で，チフス菌により腸チフス，パラチフスA菌によりパラチフスが起こる．排菌者の糞便により汚染された指，水，食物が感染源となる．

　潜伏期は2週間で，発熱，比較的徐脈，肝脾腫，バラ疹，下痢（50%）がみられる．解熱期は腸管病変が潰瘍期に相当し，腸出血・腸穿孔を起こしやすい．したがって，解熱後1週間は安静と食事制限を守らせる．

6) コレラ

　コレラ毒素を産生するコレラ菌の感染により起こる急性下痢症である．感染症法の3類であり，患者が出ると，保健所を通してWHOに報告する義務がある．日本では，大部分の患者は発展途上国での感染である．米のとぎ汁様の水様便，悪心，嘔吐，脱水症状があり，放置するとショック状態となる．輸液が最優先となる．ニューキノロン系薬剤が用いられる．

7) AIDS（後天性免疫不全症候群）

　HIV（ヒト免疫不全ウイルス）の感染により惹起される疾患である．HIVは，リンパ球（ヘルパーT細胞）を障害して，細胞性免疫を低下させる．感染後に発病すると，リンパ節腫脹，発熱，体重減少，下痢，口腔内カンジダ症などがみられる．HIVの感染は血液感染・性行為感染・母児感染のルートで起こる．1回の曝露による感染率は，HIV: 0.5%，HBV: 30 ～ 60%，HCV: 2 ～ 5%である．最終的には，日和見感染，カポジ肉腫，悪性リンパ腫，HIV脳症で死亡する．

8) クラミジア感染症

　動物細胞のみで増殖するクラミジアの感染症である．ヒトに感染するのは，オウム病クラミジア，クラミジア・トラコマチス，

JCOPY 498-07918

90　第6章　臨床医学各論

肺炎クラミジアである．

a．オウム病

高熱，咳嗽，頭痛があり，胸部X線写真で肺炎の所見がある．必ずインコなどとの接触歴がある．

b．クラミジア トラコマチス感染症

c．肺炎クラミジア感染症

咽頭炎，扁桃炎，副鼻腔炎，気管支炎，肺炎を起こす．

トラコーマは，眼から眼に感染する慢性の角膜・結膜・眼瞼の炎症である．産道感染による新生児型と性行為感染症による成人型とがある．

男子泌尿生殖器感染症は，性的活動が活発な20〜30歳代に多く，排尿痛，排膿，尿道不快感がある．ライター症候群は，尿道炎，結膜炎，関節炎を三主徴とする．

女子性器感染症は，子宮頸管炎（黄色帯下），バルトリン腺炎（腟入口部の腫脹・膿瘍形成），子宮付属器炎，骨盤腹膜炎，肝周囲炎を起こす．

9) マラリア

蚊の吸血によりマラリア原虫が感染して起こる熱性疾患である．マラリア原虫は赤血球内で増殖する時に，赤血球を破壊して，発熱する．三日熱・卵型マラリアの発熱は48時間ごと，四日熱マラリアは72時間ごとである．熱帯熱マラリアでは弛張熱や稽留熱が出る．熱帯熱マラリアの場合，治療が遅れると，意識障害，急性腎不全を合併して死亡する．クロロキン，メフロキンを投与する．

13 中毒性疾患

1) 急性アルコール中毒

エタノールによる急性中毒のことである．アルコールが胃・小

JCOPY 498-07918

腸粘膜から急速に吸収されることにより起こる．致死量は，成人で5〜8g/kgである．酒の一気飲みなどによることが多い．歩行障害，嘔吐，意識障害，呼吸不全をきたして死亡する．

2) 一酸化炭素中毒

　一酸化炭素（CO）の吸入による中毒である．COは，ヘモグロビンと強く結合して，COHbを形成して，組織への酸素運搬を阻害する．また，酸素ヘモグロビンの解離も阻害して，全身の組織・臓器への酸素供給が妨げられる．この中毒は，COHb濃度とともに重症となり，軽症では頭痛，疲労感のみであるが，進行すると失神，悪心，錯乱状態となり，さらに進行すると昏睡，けいれん，呼吸抑制をきたし，心機能低下，呼吸不全で死亡する．

3) フグ中毒

　フグ毒であるテトロドトキシンによる中毒である．フグの肝臓・卵巣は猛毒であり，筋肉と血液には毒は含まれない．フグ毒は，知覚障害と筋麻痺を起こす．食後30分〜4時間30分で症状が出現する．口唇・舌・指先のしびれ，運動麻痺，呼吸困難，血圧低下し，最終的には，意識は清明のまま，呼吸停止で死亡する．フグ毒の作用が消失するまで人工呼吸管理を行う．

4) キノコ中毒

　毒キノコを食することにより惹起される中毒である．イッポンシメジ，サクラタケ，ドクツルダケ，テングダケなどの摂取により起こる．通常，悪心，嘔吐，腹痛などで始まり，キノコの種類により，関節痛，腎肝不全，幻覚，知覚異常などが起こる．

92　第6章　臨床医学各論

14 運動器疾患

1) 腰痛症

　明らかな原因疾患がなく，X線撮影でも異常所見がみられず，筋肉疲労や不良姿勢などが原因となる腰痛を"いわゆる腰痛症"という．この中には，軽度の椎間板症，筋-筋膜性腰痛などかなり広範囲の腰痛が含まれる．いわゆるぎっくり腰などもそれらのひとつである．腰痛症の中には，消化器疾患，椎間板ヘルニア，腎疾患，婦人科疾患なども含まれており，鑑別が必要である．

2) 椎間板ヘルニア

　椎間板は椎体間をつなぐ軟骨性の組織で，髄核，軟骨板，線維輪からなる．椎間板ヘルニアは，椎間板が周囲に向かって突出した状態である．20〜40歳代の男性に好発する．症状は，腰痛と下肢への放散痛・しびれ感である．高度の麻痺や排尿障害がみられない限り，保存療法が原則である．

3) 五十肩 (肩関節周囲炎)

　中年から起こる肩痛・運動制限であり，腱板の変性が関与する．(1) 疼痛性痙縮期，(2) 拘縮期，(3) 回復期の3つの病期がある．疼痛性痙縮期では，自発痛が最も強く，衣服の着脱も困難となり，就寝中の痛みのために眠れないほどである．局所の安静・保温，薬物療法，関節内注射療法（麻酔剤とステロイドの混注），理学療法（冷却，温熱，軽い運動療法）を行う．拘縮期には運動療法，関節内注射療法を行うが，パンピング療法（関節内に大量の生理食塩水を加圧しながら注入）が有効である．図21に五十肩に対する振り子運動とストレッチ療法を示した．

4) 頸肩腕症候群

　個人の肉体的・精神的素因に，作業・環境要因が働いて発病す

JCOPY　498-07918

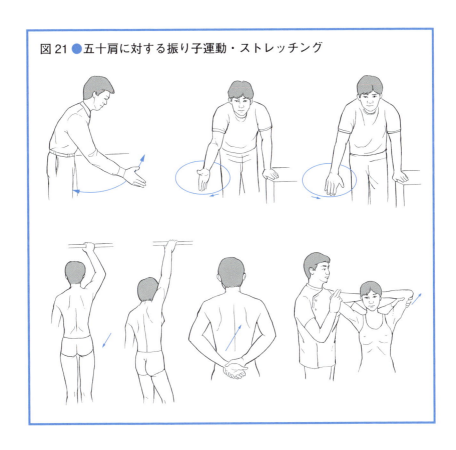

図21 ● 五十肩に対する振り子運動・ストレッチング

るもので，頸，肩，腕に，痛み，しびれ，こり，だるさ，冷感を訴える疾患である．進行すると耳鳴り，視力障害，発汗，全身倦怠感，労働意欲の喪失もみられる．環境要因として，オフィスの明るさ，机の高さ，作業量，作業姿勢が関与し，また，職場での人間関係のトラブルも関与している．

5）末梢神経麻痺

　脊髄前根と後根が合流して構成する脊髄神経根から末梢にある末梢神経が，打撲・骨折・脱臼・外傷による断裂・絞扼により，感覚・運動の機能が障害される場合をいう．糖尿病などの全身性

94　第6章　臨床医学各論

疾患に伴うニューロパチーでもみられる.

6）大腿骨頭虚血性壊死

　大腿骨頭の無菌性・虚血性の壊死をきたす疾患である．骨頭の前外側部に好発するが，荷重のため，陥凹・変形・二次性股関節症となる．ステロイド薬使用，アルコール多飲，特発性などが原因とされている．20〜40歳代に好発し，男女比は3：1である．50%が両側発生で，ステロイド薬使用時は80%が両側性である．

7）変形性膝関節症

　関節軟骨・軟骨下骨の変性・摩耗と骨の増殖性変化が起こるもので，一次性，二次性（外傷性変形など）に分けられる．膝関節は，大腿・脛骨関節，膝蓋・大腿関節とに分かれるが，内側大腿・脛骨関節が障害されることが多い．

8）骨粗鬆症

　閉経と加齢を主因とする原発性骨粗鬆症（退行性骨粗鬆症）と，薬剤および内分泌疾患を原因とする二次性骨粗鬆症とに分けられる．腰痛，脊柱変形，大腿骨頸部骨折などをきたす．薬物療法としては，エストロゲン製剤，活性型ビタミンD，カルシトニンが用いられる．近年，骨量を上げるエビデンスのあるビスホスホネート製剤が繁用されている．

15　皮膚疾患

1）アトピー性皮膚炎

　家ダニ，花粉，真菌胞子，猫の毛などに感作され，抗体を産生し，喘息，鼻炎を起こす病態をアトピーという．普通（topy）ではないという意味でatopyと称された．アトピーとは，IgEを産生しやすい遺伝的体質であり，アトピー性皮膚炎はアトピーを合

併する遺伝性の湿疹性疾患である．生後2カ月頃より発病して，30歳頃には治癒する．乳児期には湿潤しているが，成人では乾燥傾向，苔癬化が顕著となる．

2) 接触性皮膚炎

かぶれといわれ，接触した部分に一致して皮膚炎が起こる．一次性接触皮膚炎とアレルギー性接触皮膚炎とに二大別される．一次性は，灯油皮膚炎のように，直接に皮膚の細胞を障害し，表皮細胞からサイトカインなどが放出され炎症反応が起こる．アレルギー性は4型アレルギー反応で，以前に感作されたものに発病する．ウルシ皮膚炎や金属皮膚炎がこのタイプである．

3) 蕁麻疹

動きの速い限局性の皮膚の浮腫が各所に出没する病態をいう．短期間でこの病態が消失する場合を急性蕁麻疹，1カ月以上も持続する場合を慢性蕁麻疹という．同様の病態が消化管・気管支に併発すると，下痢，腹痛，呼吸困難がみられる．膨疹が大腿などに発生し，急速に拡大して地図状となり，2～3時間以内に消失する．午後，特に夕方以降に出現することが多い．

4) 熱傷

火や熱湯などにより惹起される皮膚の損傷であり，気道熱傷を起こすこともある．熱傷の深さは1・2・3度に分類される．受傷後，速やかに10～15℃の冷水で冷やすと，熱傷深度，炎症反応，疼痛をある程度抑制できる．熱傷面積が20～30％以上になると，脱水性ショックを起こす．免疫機能も低下して，感染を起こしやすくなる．

5）凍瘡・凍傷

a．凍瘡

しもやけである．体質的素因のある人が，0～5℃の低温に繰り返しさらされて発病する．手足，顔面，耳介に発赤，腫脹をきたし，水疱，潰瘍になることもある．学童と成人女性に好発する．温浴，マッサージ，赤外線照射により血行の改善を図る．

b．凍傷

0℃以下の寒冷により発病する．冬山登山などにより，耳介，手指，足趾，鼻に好発する．第1度: 血管収縮により皮膚は蒼白となり，加温により紅斑・かゆみをきたす．第2度: 表皮の壊死により漿液性・出血性水疱とびらんをきたす．第3度: 皮膚・皮下組織の壊死により乾燥性壊死（ミイラ化），湿潤性壊死となり，壊死組織は脱落する．

40～42℃の温水で急速に加温する．加温時の強い痛みに対して鎮痛剤を投与する．

6）薬疹

種々の薬剤により起こる皮膚病変を薬疹という．ただし，外用薬による皮膚病変は接触皮膚炎とする．薬疹の発症機序は複雑で，1・2・3・4型アレルギーにより起こる．薬疹の形としては，蕁麻疹型，固定薬疹，湿疹型，紅斑丘疹型などがある．

7）ウイルス性ゆうぜい（いぼ）

ヒト乳頭腫ウイルスが，粘膜や皮膚に感染して起こるもので，いわゆる「いぼ」である．感染後2～6カ月で発現する．その臨床像は，ミルメシア，尋常性ゆうぜい，青年性扁平ゆうぜい，尖圭コンジロームなど多彩である．ミルメシアは，手掌・足底にみられる単発のドーム状に隆起した痛みを伴ういぼである．尋常性ゆうぜいは，手背・爪囲に多くみられる多発性のものである．青年性扁平ゆうぜいは，顔面・下腿などに好発し，線状に配列す

る．尖圭コンジロームは，外陰部・肛門周囲の皮膚粘膜移行部に，性行為により発症する．

8）単純疱疹

HSV（herpes simplex virus）の感染または潜伏ウイルスの再発により起こる．まず小水疱を形成し，びらん，痂皮となり，治癒する．口唇ヘルペス，性器ヘルペス，ヘルペス性口内炎などを起こす．ウイルスには二型あり，1型は顔を中心に上半身，2型は外陰部を中心に下半身に起こる．

近年，HSVに対するワクチンが開発され，予防に役立っている．

9）帯状疱疹

水痘・帯状疱疹ウイルスが神経節内に潜伏しており，それが再活性化して発病する．ウイルスは，免疫力低下やストレスを契機として，知覚神経を通して，神経分布領域の皮膚に帯状疱疹を形成する．まず，知覚異常，神経痛様疼痛が起こり，数日から1週間後に浮腫性紅斑が出現し，その上に小水疱が出る．合併症として，神経痛，運動麻痺，ラムゼイ-ハント症候群がある．

10）皮膚真菌症

皮膚真菌症のほとんどはカンジダ症，白癬である．真菌は高温多湿の環境を好むため，梅雨時から夏にかけて発病する．足白癬は俗に水虫といわれる．通常は外用薬でよいが，爪白癬は内服薬のグリセオフルビンが必要である．

11）にきび

11 〜 17歳の思春期男女の顔面・胸部・背部に好発する．毛嚢に一致して，常色または紅色の小丘疹ができ，化膿し，色素沈着・小瘢痕を残して治癒する．通常は，25歳までに症状が消失

98　　第6章　臨床医学各論

表15 ● ダニエルの褥瘡の分類

1度	皮膚の紅斑・硬結
2度	真皮に達する浅い潰瘍
3度	皮下組織に達する潰瘍
4度	筋肉組織を通り，骨に達する潰瘍
5度	隣接組織腔（直腸・腟）に達する潰瘍

する．アンドロゲンの過剰により皮脂腺の機能が亢進し，皮脂の貯留が起こる．化粧，睡眠不足，便秘，ストレス，偏食も悪化因子となる．

12）褥瘡（じょくそう，床ずれ）

　圧迫が持続することにより，皮膚・皮下組織に虚血状態が起こり，組織の壊死をきたす病態である．好発部位は，骨が突出して皮下組織が薄い部分で，仙骨部，肩甲骨，足踵部などである．褥瘡は深さにより5段階に分類される（ダニエルの分類，表15）．

16 婦人科・妊産婦疾患

1）月経困難症

　月経時に起こるけいれん性の下腹部痛で，腰痛を訴えることもある．悪心，嘔吐，頭痛を伴うこともある．20歳代までの女性のうち，何らかの痛みを感じたものは60〜70%である．月経困難症の原因は，子宮収縮とそれに続く子宮筋の虚血である．子宮収縮には，プロスタグランディン（PG），特にPGF2aが関与している．

　月経困難症は，子宮筋腫・子宮内膜症などの原因疾患による続発性月経困難症と，原因疾患のない原発性月経困難症とに分けられる．原発性月経困難症は，30歳未満で妊娠・分娩歴のない女性に多い．月経困難症は，飲酒・喫煙習慣のある女性に多く，日

JCOPY　498-07918

第6章　臨床医学各論　　99

常，スポーツをする女性には少ない．健康的な生活を送ることが
大切である．PG合成阻害剤であるアスピリンなどは有効である．

2）月経前症候群

　月経の始まる7～14日前頃から，精神症状・身体症状が出現
し，月経前にピークとなり，月経が始まると消失する．症状は，
手足のむくみ，乳房の痛み，疲労感，眠気，精神的不安定など
で，重症な場合，子供の虐待，万引き，犯罪を犯す．下痢，便
秘，にきび，集中力低下，食欲減退・亢進，口渇，嗜好の変化
（甘み・辛みを好む）もみられる．

3）更年期障害

　閉経年齢の50歳の前後数年間にみられる不定愁訴症候群であ
る．閉経，エストロゲンの急減，精神的ストレスが誘因となる．
血管運動神経障害（顔のほてり，汗かき，冷え性），運動器官障
害（腰痛，関節痛，肩こり），精神神経障害（不安，いらいら，
頭痛，不眠），知覚障害（手足のしびれ感，感覚鈍麻，蟻走感）
がみられる．

　抗うつ薬，精神安定薬，エストロゲン・プロゲステロンなどを
投与する．

4）外陰炎・腟炎

　外陰部・腟に化学的・物理的刺激が加わり，微生物の感染など
により起こる炎症である．本来，外陰部・腟ともに重層扁平上皮
で覆われているが，排尿，排便，性交などにより，表皮の浮腫，
真皮の血管拡張，浮腫が起こる．表皮に潰瘍を形成し，カンジダ
（真菌）・トリコモナス原虫の感染も起こる．

　（1）幼小児期では，尿・便の汚染によるかぶれ，（2）性成熟前
期では，運動後の外陰部不潔による頑癬（白癬菌感染），（3）性
成熟期では，外陰ヘルペス，尖圭コンジローム，カンジダ症，腟

JCOPY　498-07918

トリコモナス症などが多い.

5) 性行為感染症

STD（sexually transmitted disease）といい，性交渉により感染する疾患である．梅毒，淋病，エイズ，性器ヘルペス，カンジダ症などがある．男性はクラミジア感染を自覚する場合が多いが，女性は自覚症状がほとんどなく，治療開始が遅れると，感染は子宮・卵管を経て腹腔内へと深く侵入して卵管炎を起こし，不妊症の原因となる.

6) 子宮筋腫

子宮の平滑筋より発生する良性腫瘍である．子宮筋腫の発生・発育にはエストロゲンが必要であるため，性成熟期の女性にのみ発病する．閉経すると筋腫も縮小する．無症状も含めると，5人に1人が子宮筋腫をもっている．過多月経，不正出血とそれによる貧血がみられる.

7) 子宮癌

部位により子宮頸癌，子宮体癌に分けられる．1980年代は，子宮頸癌が子宮癌の大部分を占めていた．しかし，最近では子宮頸癌と子宮体癌の割合は同等，もしくは子宮体癌の方がやや多くなっている．組織型は，扁平上皮癌，腺癌と両者の混合型であるが，扁平上皮癌が90%を占める．初期の子宮頸癌は無症状であるが，進行すると不正性器出血，性交後出血がみられる．閉経期・閉経後の不正性器出血の場合，まず第一に子宮体癌を疑う.

8) 妊娠悪阻（つわり）

胎盤の絨毛組織からのホルモンまたは代謝産物により，自律神経失調状態になるものと考えられる．家庭環境や出産に対する不安といった精神的要因も重要である．妊娠6 〜 8週頃より悪心，

第6章　臨床医学各論　　101

嘔吐が出現し，栄養失調，代謝異常が顕著となる．頻度は，全妊婦の0.02 ～ 0.35％である．時に，重篤な肝機能・腎機能障害をきたす．妊娠13週頃には自然に軽快する．

9）流産

22週未満の妊娠の中絶を流産という．流産は，自然流産と人工流産とに分けられる．12週未満の場合を早期流産，12 ～ 22週未満を後期流産という．ちなみに，流産の大部分は早期流産である．自然流産は全妊娠の10 ～ 15％に起こり，35歳以降では特に高率となる．妊娠継続が可能で流産徴候のある場合を切迫流産，妊娠持続が期待できない場合を進行流産，妊娠子宮の一部の内容物がすでに排出されている場合を不全流産，子宮内容物が完全に排出されている場合を完全流産，胎児が子宮内で死亡しているのに流産徴候がみられない場合を稽留流産という．

10）妊娠中毒症（妊娠高血圧症）

妊娠20週以降に高血圧，蛋白尿，浮腫のいずれかが出現した場合に妊娠中毒症という．これらの中で，特に高血圧症が重要である．

妊娠中毒症は，胎盤の灌流障害により血管内皮が障害され，昇圧物質に対する血管感受性亢進，血管壁漏出性亢進，血管内凝固障害が起こった状態と考えられる．罹患率は10 ～ 15％で，特に母親，姉妹が本症に罹患している場合に，その危険率が高くなる．高血圧の家族歴，肥満症，平均血圧（拡張期圧＋脈圧×1/3）が85mmHg以上，妊娠12週以前のヘマトクリット値が40以上，ハンドグリップ テストが陽性の場合も危険率が高い．

ハンドグリップ テスト

握力補強用器具（15 ～ 25kgの負荷）を3分間握り，収縮期圧が15mmHg以上の上昇か，運動中止後に15mmHgの下降があれば，陽性と判断する．

JCOPY 498-07918

11）乳腺症

中年女性に発症する乳房の非炎症性・非腫瘍性の硬結で，その病態にエストロゲンが関与する．30%にみられ，生理的変化と考えられている．

乳房の疼痛性・多発性（両側性）の硬結がみられ，硬結のサイズは急速に変化する．月経前期に疼痛・サイズの増大がみられる．好発年齢は30〜50歳である．癌と異なり，腫瘤は指でつまむと触れるが，平手では触れにくい（**ケーニッヒの徴候**）．最終的には生検が必要である．

12）乳癌

乳房の悪性腫瘍で，日本人の16〜23人に1人，米国では10人に1人が罹患する．無痛性のしこりが大部分で，皮膚・乳頭の陥凹もみられる．進行すると，乳房の変形・萎縮，潰瘍がみられる．乳癌の腫瘤は，孤立性，表面不整，境界不明瞭，可動性なく，硬い．好発部位は，C領域49%，E領域17%，A領域16%，

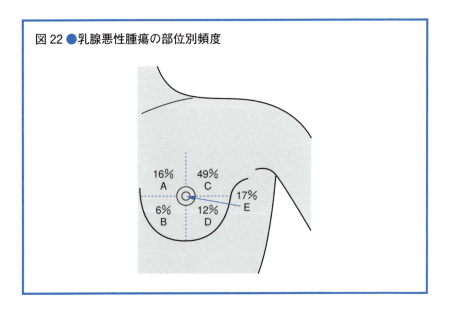

図22 ●乳腺悪性腫瘍の部位別頻度

第6章 臨床医学各論 103

D領域12%，B領域6%である（図22）．

17 小児疾患

1）低出生体重児

出生児体重2,500g以上，在胎週数37週以上の場合を成熟児といい，それに満たない場合を低出生体重児という．低出生体重児は，皮膚が薄く，多毛，筋肉の緊張が弱く，呼吸運動も弱く，気道閉塞をきたしやすい．症状の変化が急激であり，24時間の監視・看護体制が必要である．

2）呼吸窮迫症候群（RDS）

在胎32週未満の未熟児に起こる呼吸困難で，在胎週数が少ないほど発病率は高率である．II型肺胞上皮細胞から産生される肺表面活性物質の欠乏により，肺胞が虚脱して無気肺となり，低酸素血症となる．出生後6時間以内に呼吸困難とチアノーゼが起こり，次第に増悪する．人工肺サーファクタント（サーファクテン）120mg/kgを生食に溶解して，気管内に注入することにより速やかに完治する．

3）麻疹

俗称のはしかである．発熱，カタル症状，発疹などをきたすウイルス感染症である．その臨床症状は，二峰性発熱，コプリック斑，カタル症状，色素沈着である．3〜4日の発熱・咳・鼻汁・結膜炎があり，発疹出現2〜3日前に頬粘膜にコプリック斑が出現する．いったん解熱し，再び39℃以上に発熱し，同時に全身に発疹が出る．発疹が消えた後に，褐色の色素沈着が残る．中耳炎，肺炎，麻疹脳炎などの合併症をきたすこともある．

生後12〜72カ月に麻疹ワクチンを接種することにより予防できる．

JCOPY 498-07918

4）風疹

俗に三日はしかといわれ，症状は比較的軽い．発疹，発熱，リンパ節腫大，結膜炎を主症状とする．春先から初夏に多く，好発年齢は5〜9歳である．発疹は3日ほどで消失し，色素沈着を残さない．

成人が罹患すると症状が重く，1週間以上の発熱，発疹後の色素沈着，関節炎を合併する．妊娠早期（1〜2カ月）の妊婦が罹患すると，先天性風疹症候群（心臓奇形，難聴，白内障，知能障害など）の子供が生まれる．

5）水痘

帯状疱疹ウイルスの初期感染で，全身に皮膚粘膜に水疱を形成する．飛沫・接触感染で，伝染力は非常に強く，接触すると85%の小児が感染する．弱毒性水痘ワクチンが，生後12カ月以上の小児に任意接種される．

6）流行性耳下腺炎

俗称はおたふくかぜという．唾液腺腫脹が主症状である．耳下腺が最もおかされやすく，顎下腺，舌下腺の順である．腫脹は疼痛を伴い，一側・両側性で1〜3日で最大となり，3〜7日で消失する．微熱を伴うことが多い．

MMR（Mumpus-Measles-Rubella）ワクチンの副作用として話題となった髄膜炎・脳炎・感音性難聴の合併症がみられる．思春期以降の男性では睾丸炎がしばしばみられ，13%が男性不妊となる．その他に，全身の腺組織（涙腺，甲状腺，乳腺，卵巣，膵臓）にも炎症が起こる．弱毒性ワクチンにより約1,000人に1人の髄膜炎が発症する．

7）手足口病

手のひら，足の裏に好発し，細長く扁平な水疱と口内炎を起こ

すウイルス性疾患である．水疱には痛みもかゆみもなく，予後は良好である．80%以上が1〜3歳の幼児であるが，成人も罹患し，感染性が非常に強い．コクサッキーA16，エンテロ71が主な病原体であるが，その他にも10種類以上のウイルスが関与する．

直径3〜7mmの扁平で米粒大の水疱で，長軸は皮膚線の走行と一致する．手背，指，膝，大腿，肘，臀部などにもみられるが，顔面・体幹はまれである．口腔内にも紅斑，水疱，潰瘍として出現する．30〜50%の症例で，38℃台の発熱をみる．

8) 心室中隔欠損症（VSD)

心室中隔に孔のある疾患で，先天性心疾患の50%を占める．VSDは，欠損部位と欠損孔の大きさにより臨床症状・経過が異なる．欠損孔が大きい場合には，肺高血圧症，うっ血性心不全となる．強心・利尿薬による薬物療法が中心となるが，手術療法が必要となる症例もある．

9) 脳性麻痺

脳性麻痺は単一の疾患ではなく，症候群である．この症候群を満たす条件として，(1) 発達途上の脳が障害される，(2) 症状は非進行性である，(3) 症状は一過性ではない，の3項目がある．脳障害の時期として，周産期前，周産期，分娩後がある．周産期前と周産期が60〜70%，分娩後が10〜15%，原因不明が20〜30%である．

周産期前と周産期の原因として，妊娠高血圧症，胎盤機能不全，母胎感染症（風疹，トキソプラズマ），1,500g未満の極低出生体重児，前置胎盤，遷延分娩，出生時仮死がある．分娩後の原因として，中枢神経の感染症，新生児けいれんなどがある．

10) 熱性けいれん

生後6カ月〜5歳の乳幼児の38℃以上の発熱に伴うけいれんで

ある．脳炎，髄膜炎，脱水症など原因の明らかなものは除外する．発熱の初期または数時間以内の体温上昇期に起こる．発熱の原因は多彩であり，感冒，中耳炎，肺炎などさまざまである．通常は5 ～ 6歳で終わるが，時に10歳以上でも起こることがある．

11）泣き入りひきつけ（息止め発作）

欲求不満，恐怖，痛み，怒りを契機として，大声で泣き，呼気状態で息をとめる．顔面蒼白またはチアノーゼがみられ，意識消失・筋肉弛緩状態となり，硬直状態やけいれんをきたすこともある．蒼白型とチアノーゼ型とに二大別され，前者の方が重篤である．蒼白型は，迷走神経を介して心臓が無収縮となり，脳虚血状態になる．チアノーゼ型は，号泣により胸腔内圧上昇・静脈血灌流障害をきたし，脳虚血状態となる．

疳が強く，気が強く，我が強い，自己抑制できない性格の幼児に多くみられる．生後6カ月～ 1歳半に発病し，7歳頃まで持続するが，その後は成長とともに消失する．

12）ライ症候群

脳浮腫に起因する急性脳症と全身諸臓器の脂肪変性をきたす疾患である．新生児と成人にはまれである．インフルエンザ，水痘感染症にアスピリン製剤を投与することが誘因となる．ウイルス感染症の回復期に，頑固な嘔吐と意識消失がみられる．

13）夜尿症

小学校入学後にも，就眠中に夜尿（遺尿）をする．原因としては，抗利尿ホルモンの夜間分泌低下，睡眠中の覚醒機能の未熟性，がまん尿量（機能的膀胱容量）の減少，自律神経系の障害，ストレスなどが関与する症候群である．薬物療法と生活指導が不可欠で，「起こさず，焦らず，叱らず」が三原則である．

第6章　臨床医学各論　107

14）言語遅滞（speech delay）

　生後18カ月でも意味のある言葉を話さない時に，言語遅滞の疑いをもつ．意味のある単語は，1～1歳2カ月で50%以上，1歳4カ月で75%，1歳6カ月で90%以上のこどもが話す．理解力もあり，言語以外の発達がすべて正常の場合，2歳までは生理的範囲の遅れである．

　生理的言語の遅れ，発達性言語障害，脳障害，聴力障害，情緒障害・自閉症，環境因子などが原因となる症候群である．

15）ダウン症候群

　21番染色体の過剰により特異な顔貌・精神遅滞・多発奇形を特徴とする症候群である．頻度は新生児1,000人に1人である．短頭（後頭部が扁平），つり上がった眼，低い鼻根部，小耳症，巨舌，関節過伸展，心奇形などがみられる．

18　眼疾患

1）眼精疲労

　視作業を続けることにより，眼・鼻根部・前額部の不快感・圧迫感，頭痛，視力低下，肩こり，吐き気，胃部不快感をきたす症候群である．原因により，屈折性（遠視，近視，乱視），調節性（老眼），筋性（斜視，眼筋麻痺），症候性（結膜炎，緑内障），神経性（心身症，ヒステリー，更年期障害），ドライアイ（眼が乾燥する）に分類される．

2）アレルギー性結膜炎

　1型アレルギー反応により発病する結膜炎である．臨床的には，季節性アレルギー性結膜炎，通年性アレルギー性結膜炎，角結膜増殖性病変を伴う春期カタル，アレルギー性角結膜炎に大別される．

JCOPY 498-07918

眼のかゆみ，流涙，異物感，目やに，疼痛の自覚症状の他に，眼球・眼瞼結膜の充血・浮腫・濾胞形成が認められる．

3）ウイルス性結膜炎

ウイルス感染による結膜炎である．流行性角結膜炎，咽頭結膜熱，急性出血性結膜炎，ヘルペスウイルス性結膜炎がある．咽頭結膜熱はプール熱ともいわれ，結膜炎，咽頭痛，発熱を三主徴とする．流行性角結膜炎とともに，感染力が非常に強い．

4）ぶどう膜炎

狭義には，ぶどう膜（虹彩，毛様体，脈絡膜）の炎症を意味するが，通常は，隣接する網膜・硝子体などに波及した炎症も含める．本症の50〜60%は全身性疾患（サルコイドーシス，ベーチェット病，結核，トキソプラズマ症）が原因であるが，残りは原因不明である．

罹患部位により，症状が異なり，(1) 前部ぶどう膜炎では眼痛，流涙，まぶしさ，(2) 中間部ぶどう膜炎では視力障害，(3) 後部ぶどう膜炎では視力障害，暗点の自覚，(4) 汎ぶどう膜炎ではすべてを合わせた症状がみられる．

5）コンタクトレンズによる眼障害

コンタクトレンズ装着による眼障害のことで，フィッティング異常，感染，アレルギーが原因となり，角膜を中心とした炎症が起こる．患者は激しい眼痛を主訴とする．球結膜の充血，眼瞼腫脹をきたす．アカントアメーバ感染による角膜炎もみられる．コンタクトレンズの装着をやめるのが最良の治療である．

6）緑内障

眼圧上昇と，それに起因する視神経障害を特徴とする疾患群であり，放置すると失明する．日本や欧米における失明原因の10%

は緑内障である．眼圧上昇原因の不明な原発緑内障と全身性疾患が原因の続発緑内障，先天緑内障とがある．90％は原発緑内障である．原発緑内障は，50歳以上で，正視・遠視眼に多く，1：2で女性に多い．症状から，慢性と急性とに大別される．慢性はほとんど無症状で，急性では眼球痛，頭痛，悪心，嘔吐をきたす．

7）白内障

　水晶体が混濁する疾患である．大多数は加齢によるもので，70歳以上では80〜90％，80歳以上では100％が罹患する．それ以外の原因としては，糖尿病，外傷，赤外線照射がある．視力障害，かすみ，まぶしさが主な症状である．有効な治療法は手術療法のみである．混濁した水晶体を手術により除去し，かわりにめがね，コンタクトレンズ，眼内レンズを使用する．

8）糖尿病性網膜症

　腎障害，末梢神経障害とともに，糖尿病の三大合併症のひとつである．網膜の最小血管症（microangiopathy）が原因である．すなわち，血管がもろくなり，血小板凝集能が亢進し，血栓ができやすくなる．出血した血漿成分が沈着して白斑を形成し，詰まった血管領域の神経細胞の機能が低下する．最も重要なのは血糖コントロールであるが，剥離した網膜に対してはレーザー光凝固を行う．

9）色覚異常

　先天異常と後天異常とに二大別される．前者は赤緑異常で，遺伝性疾患である．後者は脈略膜疾患や視神経疾患により起こり，視野・視力障害を伴い，青黄異常のことが多い．赤緑色覚異常には，色盲と色弱とがある．赤緑色覚異常は伴性劣性遺伝で，その頻度は男性5％，女性0.2％である．程度の軽い患者の検査には石原色覚検査表が用いられている．

110 第6章 臨床医学各論

19 耳鼻咽喉疾患

1）外耳炎
外耳道（軟骨部，骨部）の感染に起因する炎症である．

a．急性化膿性外耳道炎
（1）急性限局性外耳炎

外耳道の外側1/3を占める軟骨部にある皮脂腺・毛嚢・耳垢腺の，主として黄色ブドウ球菌による感染症である．患者は自発痛を訴え，開口時や耳介をひっぱることにより痛みが増強する．乳幼児では，発熱したり不機嫌になる．耳閉感が起こることもある．

（2）急性びまん性外耳道炎

外耳道の内側2/3を占める骨部の皮膚の感染症で，原因菌としては緑膿菌，インフルエンザ菌が多い．痛みは，急性限局性外耳炎より強い．

b．外耳道真菌症
耳垢を耳掻きで除去する際などに，そこの皮膚を傷つけ，アスペルギルス，カンジダなどの真菌感染を起こす．痛みはそれほど強くなく，耳閉感，耳漏，耳垢過多，かゆみがある．

2）中耳炎
中耳腔・耳管・乳突蜂巣に拡がる粘膜の炎症である．インフルエンザ菌，肺炎双球菌，黄色ブドウ球菌といった細菌感染が多いが，モラクセラ菌，ウイルス，マイコプラズマによるものもある．充血期，化膿期，骨破壊期，回復期といった経過をとる．

上気道炎に引き続いて，耳管を経由して感染することが多く，冬期に発病が多い．耳痛，耳漏，難聴の他に，悪寒，発熱，食欲不振といった全身症状がみられる．

JCOPY 498-07918

3) メニエール病

突然の高度難聴・めまい・耳鳴りをきたす疾患である. 30 〜
50歳代に多いが, 男性は40歳代, 女性は30歳代が中心である.
関東以西に多く, 東北, 北海道に少ない. また都市部に多く, 管
理者, 技術者に多く, 単純労働者には少ない.

4) 突発性難聴

突然に高度の感音性難聴が起こり, 同時に, 耳鳴り, 悪心, 嘔
吐を伴うことが多い. 原因は不明であるが, ウイルス感染, 末梢
循環不全が関与すると考えられている. 難聴, 耳鳴り, 耳閉感,
めまいが主症状である.

5) 動揺病

バス・飛行機・船・自動車・列車などの動揺にさらされること
により, 胃部不快感, 嘔吐, 頭重感, めまいなどの一連の自律神
経症状が出現する. 加速度刺激により発病するので, 加速度病と
もいわれ, 乗り物の種類により, 船酔い, 車酔い, 宇宙酔いなど
とよばれる.

6) 副鼻腔炎

副鼻腔 (上顎洞, 篩骨洞, 前頭洞, 蝶形骨洞) に起こる炎症で
ある. 感染やアレルギーが原因となるが, 遺伝的要因も関与す
る. 急性副鼻腔炎と慢性副鼻腔炎とがあり, 後者は, 俗に蓄膿症
という. 急性副鼻腔炎は, かぜに伴って起こり, 頬部痛, 眼窩部
痛, 鼻根部痛, 膿性鼻汁, 嗅覚障害がみられる. 慢性副鼻腔炎
は, 単一の洞に限局せず, 両側性で複数の洞に病変がみられる.
鼻漏, 後鼻漏, 鼻閉, 嗅覚障害, 頭重感がある. 鼻ポリープ (鼻
たけ) を伴うことがある.

112 第 6 章 臨床医学各論

7) 喉頭炎

喉頭の炎症で，急性喉頭炎と慢性喉頭炎とに分けられる．急性喉頭炎は，かぜに随伴することが多い．声帯部の炎症により，嗄声（声がかれる），咳がみられる．炎症の部位により異なった症状がみられる．成人に多い急性喉頭蓋炎では，咽頭痛，嚥下痛，呼吸障害があり，時に喉頭浮腫により救急処置が必要となる．幼・小児に冬季に好発する急性声門下喉頭炎では，呼吸困難，喘鳴，犬吠えのような咳が特徴である．急性喉頭・気管・気管支炎は，かぜの際にみられることが多く，咳，喘鳴，呼吸困難，発熱などがみられる．

8) 扁桃炎，アデノイド

咽頭リンパ組織は，咽頭扁桃，舌扁桃，耳管扁桃，咽頭側索，口蓋扁桃よりなるワルダイエル扁桃輪よりなる．口蓋扁桃の炎症を扁桃炎，咽頭扁桃の肥大をアデノイドという．口蓋扁桃には，連鎖球菌，黄色ブドウ球菌，肺炎球菌などの常在菌があり，過労や寒冷などによりこれらが増殖して発病する．急性扁桃炎では，発熱，悪寒，嚥下痛が起こる．アデノイドは 5 ～ 6 歳で最大となる．鼻閉，口呼吸，いびき，睡眠障害，耳管機能不全をきたす．口呼吸のため，口をぽかんと開けて，表情の乏しいアデノイド顔貌を示す．

9) 唾液腺疾患

唾液腺は，大唾液腺（耳下腺，顎下腺，舌下腺）と小唾液腺（口腔粘膜に散在）よりなる．耳下腺はステノン管を，顎下腺はワルトン管を通じて口腔内に唾液を分泌する．

主として黄色ブドウ球菌感染により起こる急性化膿性耳下腺炎，小児にみられる反復性耳下腺炎，唾石症，舌下腺の開口部閉塞により唾液が貯留するガマ腫がある．

JCOPY 498-07918

10）歯周病（歯肉炎・歯周炎）

　口腔内常在菌が歯の表面に形成するプラークが原因となり発病する感染症である.

　歯肉炎（gingivitis）の罹患率は，15 〜 24歳で60%である. 歯周炎（periodontitis）の罹患率は，成人で高く，40 〜 60歳で40%以上となる. 進行すると，歯槽骨吸収により歯が脱落する.

20 メタボリックシンドローム

　メタボリックシンドロームは，悪い食習慣が原因となり，内臓脂肪蓄積，血液検査値異常などを起こし，血管障害が起こり，最終的には，脳卒中や心筋梗塞などを惹起する病態である.

　診断基準は表16に示した.

　内臓脂肪（腹腔内脂肪）蓄積の指標として，

　　ウエスト周囲径が　男性≧85cm，女性≧90cm

に加えて，下記の2項目以上

　　①中性脂肪（TG）≧150mg/dl　かつ/または

表16 ● メタボリックシンドロームの診断基準

内臓脂肪（腹腔内脂肪）蓄積	
・ウエスト周囲径	男性≧85cm
	女性≧90cm
（内臓脂肪面積：男女とも≧100cm²に相当）	
上記に加え，以下の①〜③のうち2項目以上	
①高TG血症	≧150mg/dl
かつ/または	
低HDLコレステロール血症	＜40mg/dl
	（男女とも）
②収縮期血圧	≧130mmHg
かつ/または	
拡張期血圧	≧85mmHg
③空腹時高血糖	≧110mg/dl

HDL コレステロール＜40mg/d*l*

②収縮期血圧≧130mmHg　かつ/または

拡張期血圧≧　85mmHg

③空腹時血糖≧110mg/d*l*

がある.

ちなみに, HDL コレステロールは善玉コレステロールのことである.

メタボリックシンドロームの構成因子は, 肥満, 高血圧, 脂質異常症, 高血糖であるが, その重要性は, それぞれはほんの少しずつの異常値であっても, 集積した場合には, 非常に大きなリスクになることである.

メタボリックシンドロームが疑われる患者が受診した際には, 指摘された項目が, この中の1つだけであったとしても, 本症候群の存在を念頭に置き, 他の因子についても検索し, 迅速に, 適切な治療を施行する必要がある.

最近の疫学研究から, 冠動脈疾患を中心とする動脈硬化性疾患への進展は, 糖尿病発症前からすでに始まっており, 空腹時血糖が正常であっても, 食後高血糖がある場合には, 死亡率が高いことも示されている.

したがって, メタボリックシンドロームが疑われる患者については, 積極的に食後高血糖を検索する必要がある. この死亡率が高くなる要因の多くは, 冠動脈疾患であるが, それに次ぐ死因は悪性腫瘍であり, このような患者群を悪性腫瘍のハイリスク群として捉える必要もある.

第7章
人口統計と疾病の変化

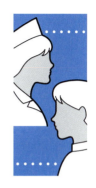

　人口の統計は，社会統計の中でも重要なものの一つである．人口の正確な情報を得ることにより，さまざまな保健衛生事業を効率よく実施することが可能となる．人口統計には，人口静態と人口動態とがある．人口静態統計は，国勢調査で代表されるが，時々刻々と変化する人口集団を，ある一時点の断面で捉えることにより，その人口集団の特性を知ることができる．

1　人口静態 ── 人口の規模と構成

1）全国の総人口

　わが国の総人口は，平成30年10月1日時点1億2644万3千人（男6153万2千人，女6491万1千人）で，前年に比べ26万3千人の減少となった．現在までの人口増減の動向をみると，1年間の人口増減率は，戦中・戦後の混乱期に大きく上下した後低下し，昭和35年には0.84％となった．その後は上昇し，46～49年には，戦後のベビーブーム世代の女性が最も出生力の高い年齢にさしかかったことで出生率が高まり（第2次ベビーブーム），1.4％前後の人口増加が続いた．しかし，48年をピークとして出生率が低下すると人口増減率も再び低下に転じ，平成17年は戦後初めての人口減少となった．その後は横ばいで推移していたが，23年以降は減少傾向が続いている（表17）．

116   第7章　人口統計と疾病の変化

表17 ● わが国の人口の推移

	総人口[1] (千人)	人口増減率[2] (%)	人口密度 (1km²当たり)	人口性比 (女100対男)
昭和25年 (1950)	83,200	1.75	226	96.3
30　(　'55)	89,276	1.17	242	96.6
35　(　'60)	93,419	0.84	253	96.5
40　(　'65)	98,275	1.13	266	96.4
45　(　'70)	103,720	1.15	280	96.4
50　(　'75)	111,940	1.24	301	96.9
55　(　'80)	117,060	0.78	314	96.9
60　(　'85)	121,049	0.62	325	96.7
平成 2　(　'90)	123,611	0.33	332	96.5
7　(　'95)	125,570	0.24	337	96.2
12　(2000)	126,926	0.20	340	95.8
17　(　'05)	127,768	△0.01	343	95.3
22　(　'10)	128,057	0.02	343	94.8
27　(　'15)	127,095	△0.11	341	94.8
30　(　'18)*	126,443	△0.21	…	94.8

（総務省統計局「国勢調査報告」*は「人口推計（平成30年10月1日現在）」）
注1）各年10月1日現在人口（昭和45年までは沖縄県を含まない）.
　2）人口増減率は，前年10月から当年9月までの増減数を前年人口で除したもの.

2）年齢別人口

　年齢別人口を図示する人口ピラミッドには，それまでの社会情勢の影響を受けた出生・死亡の状況が反映されている．わが国の人口ピラミッドは，戦前の富士山型から人口の増減が比較的小さな時代のつりがね型を経て，平成30年10月1日現在では69～71歳と44～47歳を中心とした2つの膨らみを持ち，年少人口がより少ないつぼ型となっている（図23）．これは昭和22～24年と46～49年の2度のベビーブームと，後者以降の出生数の減少によるものである．

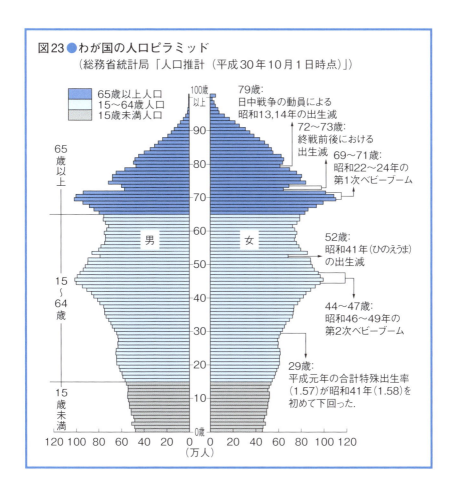

2 世界人口の動向

　国連の推計によれば，紀元元年ごろの世界人口は2億5000万人ほどであったとみられるが，1650年頃に5億5000万人程度となるとともに急速に増加し始めたと考えられている．人口増加は産業革命を経て顕著となったが，第二次世界大戦までは年増加率は1％以下であった．このときの人口増加は先進工業国を中心とするもので，社会経済の発展に同調しており，今日のような深刻

118 第7章 人口統計と疾病の変化

表18●年齢3区分別人口の割合と年齢構造指数の国際比較

	推計時点 (調査時点)	総　数 (千人)	総人口に占める割合（%）		
			年少人口 （0～14歳）	生産年齢人口 （15～64歳）	老年人口 （65歳以上）
中国	2011	1,347,305	16.5	74.4	9.1
インド	2011	1,210,855	30.8	63.4	5.5
アメリカ合衆国	2016	323,128	18.9	65.9	15.2
インドネシア	2017	261,891	26.8	67.5	5.6
ブラジル	2017	207,661	22.2	69.3	8.5
ナイジェリア	2016	193,393	41.8	54.9	3.2
バングラデシュ	2016	160,800	30.8	64.6	4.6
ロシア	2012	143,202	15.7	71.4	12.9
日本	2017	126,706	12.3	60.0	27.7
メキシコ	2017	123,518	27.0	65.9	7.2
フィリピン	2017	104,921	31.2	63.7	5.1
エジプト	2017	95,203	34.2	61.9	3.9
ベトナム	2016	92,695	23.8	68.2	8.0
ドイツ	2017	82,522	13.4	65.4	21.2
イラン	2017	81,070	24.3	66.2	6.1
トルコ	2016	79,815	23.7	68.0	8.3
イギリス	2017	65,809	17.8	64.1	18.1
タイ	2017	65,522	17.5	71.0	11.5
フランス	2017	64,910	18.0	62.3	19.6
イタリア	2017	60,589	13.5	58.1	22.3

資料　UN,「Demographic Yearbook 2017」
　　　日本は総務省統計局「人口推計（平成29年10月1日現在）」
注　　推計時点が2010年以降で人口6000万人以上の国とした.

JCOPY 498-07918

年齢構造指数			
年少人口指数	老年人口指数	従属人口指数	老年化指数
22.1	12.3	34.4	55.4
48.5	8.6	57.1	17.8
28.6	23.1	51.8	80.8
39.8	8.4	48.1	21.0
32.1	12.2	44.3	38.1
76.1	5.9	82.0	7.7
47.7	7.1	54.8	14.9
22.0	18.0	40.0	81.8
20.5	46.3	66.8	225.4
40.9	10.9	51.8	26.5
48.9	8.0	56.9	16.3
55.3	6.2	61.5	11.3
34.9	11.7	46.6	33.5
20.5	32.4	52.9	158.5
36.7	9.3	46.0	25.3
34.9	12.3	47.2	35.1
27.8	28.2	56.0	101.4
24.7	16.2	40.9	65.4
28.9	31.5	60.4	108.8
23.3	38.5	61.7	165.3

120　第7章　人口統計と疾病の変化

な問題を提起することはなかった．第二次世界大戦後，世界人口
は激しく増加し，いわゆる人口爆発の時代を迎えた．国連の
2018年推計によると，1950年の世界人口は約25億人であった
が，'70年代に40億人を超え，'90年までに50億人を突破し，
2015年までには70億人を超えた．2050年には世界人口は97億人
に達すると予測されており，先進地域では人口減少が始まるのに
対し，発展途上地域の人口増加が続いている（表18）．2018年の
国別人口をみると，人口1億人以上の国は13カ国で，なかでも中
国とインドは10億人以上と突出しており，それぞれ世界人口の2
割近くを占めている（表18）．

　また，直近（2017年時点）で比較可能な各国の老年人口指数
をみると，発展途上地域の国々で低いのに対し，主要先進国では
20〜30％となっており，2017年のわが国の46.3％は最も高い（表
18）．さらに，老年化指数（年少人口に対する老年人口の割合）
もわが国の225.4％はきわめて高い．先進国ではすでに高齢化が
進行しているが，現在は人口増加の顕著な発展途上地域において
も，いずれ急速に高齢化が進むものと考えられる．

3　人口動態 ― 保健水準の指標

　人口動態は，一定期間内の出生・死亡・乳児死亡・死産・周産
期死亡・結婚・離婚といった人口の動きをみるものである．これ
は人口動態調査によるが，その基になっているのが，出生届，死
亡届，婚姻届，離婚届である．

1）出生
　出生率（人口1,000人に対する出生数）は，1947〜1949年に
は高率（出生数は約270万人）であったが，1950年からは減少に
転じ，1958年には出生率18.0（165万人）で，1947年の出生率

JCOPY　498-07918

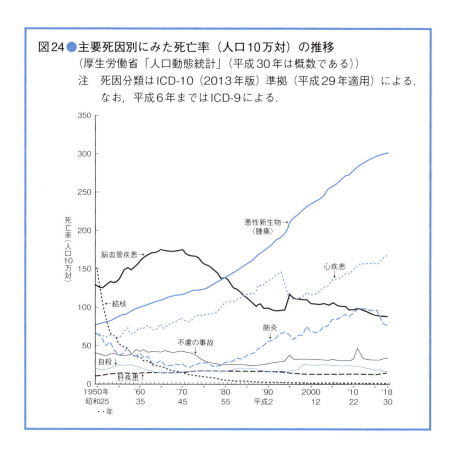

図24 ● 主要死因別にみた死亡率（人口10万対）の推移
（厚生労働省「人口動態統計」（平成30年は概数である））
注　死因分類はICD-10（2013年版）準拠（平成29年適用）による．
　　なお，平成6年まではICD-9による．

34.3に比して半減している．1961年にはそれまでの最低の出生率（16.9）となった．その後は再上昇し，1973年には19.4（209万人）となった．その後，減少の一途をたどり，2018年には7.4（92万人）となった．

2）死亡

死亡に関する人口動態統計の基礎となる死亡届には，死亡診断書が添付されているため，これにより死亡原因も判明する．一般の死亡率，乳児死亡率は，終戦後は毎年低下している．公衆衛生の進歩，生活水準の向上，衛生状態の改善，結核治療法の進歩な

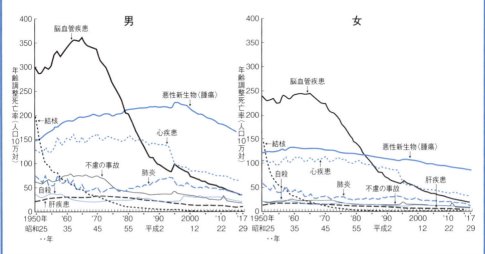

図25 ● 性・主要死因別にみた年齢調整死亡率（人口10万対）の推移
（厚生労働省：人口動態統計）
注1）年齢調整死亡率の基準人口は「昭和60年モデル人口」である．
 2）死因分類はICD-10（2013年版）準拠（平成29年適用）による．なお，平成6年まではICD-9による．

どが，原因と考えられる．

　主要死因別にみた死亡率（人口10万対）の年次推移を図24に，また，性・主要死因別にみた年齢調整死亡率（人口10万対）の年次推移を図25に示した．ちなみに，年齢調整死亡率とは，基準人口を用いて年齢構成の歪みを補正したものである．昭和20年代後半以降，結核による死亡が著明に減少し〔1997年（平成9年）の全死亡数は91万3398人で，人口千対の率は7.3〕，わが国の死因構造の中心が感染症から生活習慣病へと大きく変化したことがわかる．

　2018年（平成30年）の死亡数・死亡率（人口10万対）を死因別にみると，第1位は悪性新生物〈腫瘍〉で373,547人，300.7，第2位は心疾患208,210人，167.6，第3位は老衰109,606人，88.2，第4位は脳血管疾患で108,165人，87.1となっている（表19）．

第7章 人口統計と疾病の変化

図26 ●部位別にみた悪性新生物〈腫瘍〉の年齢調整死亡率（人口10万対）の推移
（厚生労働省：人口動態統計）

注1）大腸は，結腸と直腸S状結腸移行部及び直腸を示す．ただし，昭和40年までは直腸肛門部を含む．
　2）結腸は，大腸の再掲である．
　3）肝は，肝及び肝内胆管を示す．
　4）年齢調整死亡率の基準人口は「昭和60年モデル人口」である．

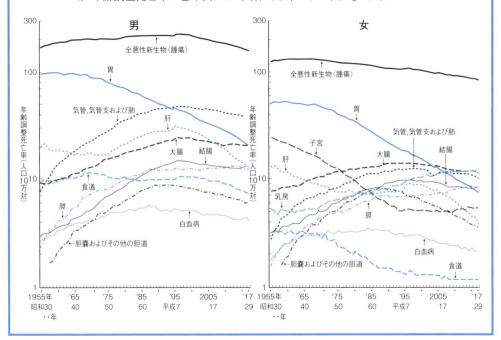

　健康診断の実施，高血圧の日常管理，保健師などによる生活指導により，昭和40年代以降，脳血管疾患は著しく減少した．男性では，1980年（昭和55年）頃に1位の座を悪性新生物に譲った．悪性新生物による死亡者数は，2005年（平成17年）には32万5885人となっている．ちなみに，男女を合わせた死因順位では，1981年（昭和56年）以来第1位となっている．

124 第7章 人口統計と疾病の変化

表19 ● 性別にみた死因順位別死亡数・死亡率（人口10万対）

	平成30年（2018）*			
	総　数		男	
	死亡数	死亡率	死亡数	死亡率
全死因	1,362,482	1,096.8	699,144	1,156.5
悪性新生物〈腫瘍〉	（1）373,547	300.7	（1）218,605	361.6
心疾患	（2）208,210	167.6	（2）98,027	162.1
老衰	（3）109,606	88.2	（5）28,201	46.6
脳血管疾患	（4）108,165	87.1	（3）52,385	86.7
肺炎	（5）94,654	76.2	（4）52,149	86.3
不慮の事故	（6）41,213	33.2	（6）23,653	39.1
誤嚥性肺炎	（7）38,462	31.0	（7）21,654	35.8
腎不全	（8）26,080	21.0	（10）13,230	21.9
血管性及び詳細不明の認知症	（9）20,526	16.5	（15）7,378	12.2
自殺	（10）20,032	16.1	（9）13,854	22.9

資料　厚生労働省「人口動態統計」（＊は概数である）
注1）死因分類は，ICD-10（2013年版）準拠（平成29年適用）による.
　2）（　　）内の数字は死因順位を示す.
　3）男の8位は「慢性閉塞性肺疾患（COPD）」で死亡数は15,319，死亡率は25.3である.
　4）女の10位は「アルツハイマー病」で死亡数は12,437，死亡率は19.5である.
　5）「結核」は死亡数が2,204，死亡率は1.8で第30位である.
　6）「熱中症」は死亡数が1,578，死亡率は1.3である.

表20 ● 主な死因別乳児死亡の推移

	昭和25年（1950）	35（'60）	45（'70）
全死因	140,515	49,293	25,412
腸管感染症	19,160	3,745	909
肺炎	23,996	12,877	3,102
急性気管支炎	7,159	884	193
先天奇形，変形及び染色体異常	5,540	3,056	3,914
周産期に特異的な呼吸障害及び心血管障害	2,462	2,494	3,757
乳幼児突然死症候群	…	…	…
不慮の事故	2,189	1,315	1,142

資料　厚生労働省「人口動態統計」
注1）表側の死因名はICD-10（2013年版）準拠（平成29年適用）による.
　2）「急性気管支炎」の平成2年以前は「気管支炎」の数値である.

JCOPY 498-07918

	29 ('17)		
女		総数	
死亡数	死亡率	死亡数	死亡率
663,338	1,040.3	1,340,397	1,075.3
(1) 154,942	243.0	(1) 373,334	299.5
(2) 110,183	172.8	(2) 204,837	164.3
(3) 81,405	127.7	(4) 101,396	81.3
(4) 55,780	87.5	(3) 109,880	88.2
(5) 42,505	66.7	(5) 96,841	77.7
(6) 17,560	27.5	(6) 40,329	32.4
(7) 16,808	26.4	(7) 35,788	28.7
(9) 12,850	20.2	(8) 25,134	20.2
(8) 13,148	20.6	(10) 19,546	15.7
(15) 6,178	9.7	(9) 20,465	16.4

55 ('80)	平成2 ('90)	12 (2000)	22 ('10)	27 ('15)	29 ('17)
11,841	5,616	3,830	2,450	1,916	1,761
108	15	11	11	11	7
553	136	73	42	24	18
35	12	8	6	2	4
3,131	2,028	1,385	916	715	635
3,397	987	603	341	248	236
108	323	317	140	96	69
659	346	217	113	81	77

126　　第 7 章　人口統計と疾病の変化

表21 ●死因順位第10位までの死因別乳児死亡の状況（平成29年（'17））

順位	死因	乳児死亡数	乳児死亡率(出生10万対)	乳児死亡総数に対する割合（%）
	全死因	1,761	186.1	100.0
1	先天奇形，変形及び染色体異常	635	67.1	36.1
2	周産期に特異的な呼吸障害及び心血管障害	236	24.9	13.4
3	不慮の事故	77	8.1	4.4
4	乳幼児突然死症候群	69	7.3	3.9
5	胎児及び新生児の出血性障害及び血液障害	64	6.8	3.6
6	妊娠期間及び胎児発育に関連する障害	58	6.1	3.3
7	周産期に特異的な感染症	45	4.8	2.6
8	心疾患（高血圧性除く）	27	2.9	1.5
9	敗血症	19	2.0	1.1
10	肺炎	18	1.9	1.0

資料　厚生労働省「人口動態統計」
注1）乳児死因順位に用いる分類項目による．
　　2）「敗血症」には"新生児の細菌性敗血症"を含まない．"新生児の細菌性敗血症"は「周産期に特異的な感染症」に含まれる．

表22 ●死因順位第10位までの死因別新生児死亡の状況（平成29年（'17））

順位	死因	新生児死亡数	新生児死亡率(出生10万対)	新生児死亡総数に対する割合（%）
	全死因	832	87.9	100.0
1	先天奇形，変形及び染色体異常	333	35.2	40.0
2	周産期に特異的な呼吸障害及び心血管障害	212	22.4	25.5
3	胎児及び新生児の出血性障害及び血液障害	60	6.3	7.2
4	妊娠期間及び胎児発育に関連する障害	48	5.1	5.8
5	周産期に特異的な感染症	44	4.7	5.3
6	敗血症	9	1.0	1.1
7	その他の新生物〈腫瘍〉	6	0.6	0.7
8	代謝障害／出産外傷／他殺	5	0.5	0.6
9	（同上）			
10	（同上）			

資料　厚生労働省「人口動態統計」
注　　表21に同じ．

表23 ● 乳児死亡率・新生児死亡率（出生千対）の国際比較

	乳児死亡率					新生児死亡率				
	1980年	'90	2000	'10	'16	1980年	'90	2000	'10	'16
日本	7.5	4.6	3.2	2.3	2.0	4.9	2.6	1.8	1.1	0.9
カナダ	10.4	6.8	5.3	'08)5.1	4.5	6.7	4.6	3.6	'06)3.7	'15)3.5
アメリカ合衆国	12.6	9.1	6.9	6.1	'15)5.9	8.4	5.8	4.6	'09)4.2	'15)3.9
オーストリア	14.3	7.9	4.8	3.9	3.1	9.3	4.4	3.3	2.7	2.3
デンマーク	8.4	7.5	5.3	3.4	3.1	5.6	4.5	'01)3.5	2.6	2.6
フランス	10.0	'91)7.3	4.4	3.5	3.5	5.6	3.6	'03)2.9	'09)2.4	2.4
ドイツ	12.6	7.0	4.4	3.4	3.4	7.8	3.5	2.3	'07)2.7	2.4
ハンガリー	23.2	14.8	9.2	5.3	3.9	17.8	10.8	6.2	3.5	2.5
イタリア	24.5	8.5	4.5	3.2	3.0	11.2	6.2	'03)3.4	'08)2.4	'13)2.0
オランダ	8.6	7.1	5.1	3.8	3.5	5.7	5.7	3.9	'09)2.9	2.6
ポーランド	21.3	16.0	8.1	5.0	4.0	13.3	11.6	5.6	3.5	2.9
スウェーデン	6.9	5.6	3.4	2.5	2.5	4.9	4.9	'01)2.5	1.6	1.5
スイス	9.1	7.1	4.9	3.8	3.6	5.9	3.8	3.6	3.1	3.0
イギリス	12.1	'91)7.4	5.6	4.3	3.8	7.7	4.5	3.9	'09)3.2	2.7
オーストラリア	10.7	8.2	5.2	4.1	3.1	7.1	4.9	3.5	2.8	2.3
ニュージーランド	13.0	'91)8.3	6.1	5.1	3.6	5.8	4.1	3.6	'09)2.8	2.2

資料　厚生労働省「人口動態統計」
　　　UN「Demographic Yearbook」
注　　ドイツの1990年までは旧西ドイツの数値である.

　図26に，部位別にみた悪性新生物の年齢調整死亡率（人口10万対）の年次推移を示した．わが国では，悪性新生物による死亡順位のトップの座は胃癌であったが，男性では，1992年に肺癌にトップの座を譲った．2010年の肺癌による死亡者数は，男性で5万395人，女性で1万9,418人と著明に増加している．1955年（昭和30年）の死亡率と2007年（平成29年）のそれとを比較すると，男性で4.7倍，女性で3.7倍となっている．

3）乳児死亡・新生児死亡・周産期死亡
　乳児死亡とは生後1年未満の死亡であり，新生児死亡とは生後1カ月未満の死亡，周産期死亡とは妊娠後期の死産と生後1週未

128 第7章 人口統計と疾病の変化

満の死亡を合算したものである．いずれも，その地域の保健水準
を示唆する指標となっている．

　表20に主な死因別乳児死亡数の年次推移を示した．乳児死亡
は，1950年に140,515人であったものが，2017年には1,761人と
激減している．2017年の乳児死亡原因の第1位は先天奇形・変形・
染色体異常で36.1%，第2位は周産期に特異的な呼吸障害および
心血管障害で13.4%，第3位は不慮の事故で4.4%となっている（表
21）．

　新生児死亡の原因をみると，第1位は先天奇形・変形・染色体
異常で40.0%，第2位は周産期に特異的な呼吸障害・心血管障害
で25.5%となっている（表22）．

　表23は乳児死亡率の年次推移を欧米諸国と比較したものであ
る．戦前にはこれらの諸国と大きな較差があったが，戦後には非
常な速度で低下し，現在では欧米諸国と比較しても低率となって
いる．新生児死亡率をみると，日本は0.9%であり，乳児死亡率
と同様に低くなっている．

第8章
健康状態と受療状況

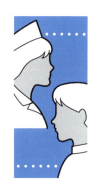

　近年，人口の高齢化，生活習慣病としての成人病患者の増加，医学・医療技術の飛躍的な進歩など，わが国の保健医療を取り巻く環境も大きく変化しつつある．それに加えて，国民の健康意識が変化し，保健医療に期待するニーズも多様化してきている．ちなみに，わが国は今や世界一の長寿国となり，高齢者対策も火急の課題である．このような状況に対応し，適切で充分な保健医療行政を推進するためには，国民の疾病や事故などによる外傷の状況，それによる日常生活への影響を的確に把握する必要がある．
　このような目的で，国民の疾病・外傷の構造とそれによる影響を，各世帯と医療施設（病院・診療所）の両面から把握することにより，実体を解明する必要がある．そのために，国民生活基礎調査（世帯面）と患者調査（医療施設面）が施行されている．

1 健康状態

　1955年（昭和30年）から，世帯から調査した国民の健康度を示す指標として，国民健康調査による有病率が使用されてきたが，最近の疾病構造の変化に伴い，これだけでは不充分であると考えられるようになった．そこで，国民の保健，医療，福祉，年金，所得に至る国民生活の基礎的事項を世帯面から総合的に把握するものとして，国民生活基礎調査が1986年（昭和61年）に創

設され，以後3年ごとに実施されている．

第1回の調査時には，入院者，就床者と自覚症状があり生活に影響のある者を「有病者」と定義し，病気の有無を指標として国民の健康状態を示した．しかし，わが国は長寿社会を迎え，主な傷病が慢性疾患へと移行した．その結果，傷病対策が，傷病のある患者が日常生活を送れるように支援する方向に変化した．したがって，今日では，傷病の有無だけではなく，傷病による日常生活への影響の程度が問題となってきている．傷病があるが，充分な支援・医療により日常生活にまったく支障のない者も多く，このような者を「病人」とみなす必要性がなくなってきている．そこで1989年（平成元年）の調査からは，このような実態を反映させるために，自覚症状，通院状況，生活影響を独立の指標として，それらを組み合わせることにより国民の健康状態を表し，健

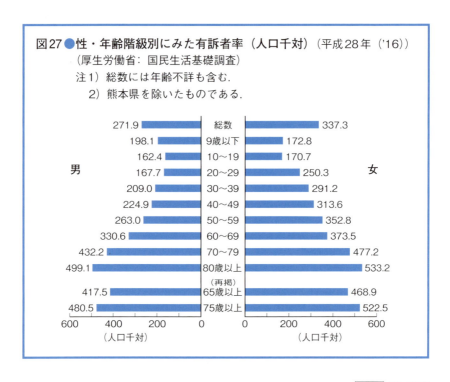

図27 ●性・年齢階級別にみた有訴者率（人口千対）（平成28年（'16））
（厚生労働省：国民生活基礎調査）
注1）総数には年齢不詳も含む．
　2）熊本県を除いたものである．

康政策・保健医療対策の資料とすることにしている．

1) 有訴者の状況

病気・けがなどで自覚症状のある者（医療施設・老人保健施設への入院・入所者を除く）の人口1,000人に対する割合（有訴率）は全国で327.6であり，年齢とともに高くなる．自覚症状として多いのは，腰痛，肩こり，四肢関節痛などである．有訴者の約半数は医療施設に受診している．図27に性・年齢階級別にみた有訴者率を示した．

2) 通院者の状況

医療施設，老人保健施設，施術所（はり，あんま，灸，柔道整復師）への人口千人に対する割合（通院者率）は全国で390.2であり，年齢とともに上昇し，65歳以上では6割以上になっている．

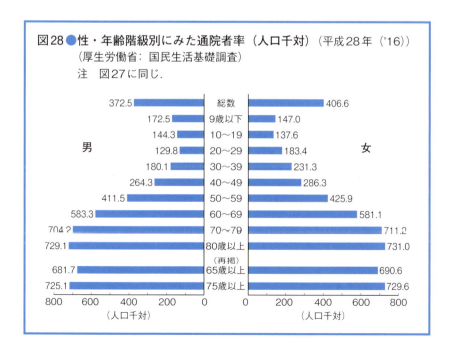

図28●性・年齢階級別にみた通院者率（人口千対）（平成28年（'16））
（厚生労働省：国民生活基礎調査）
注　図27に同じ．

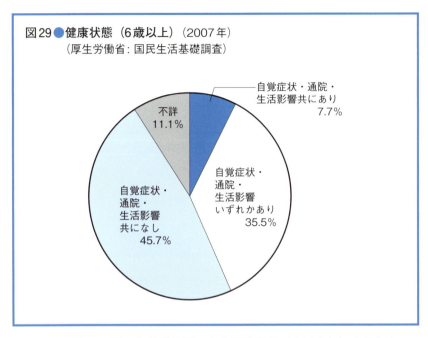

図29 ● 健康状態（6歳以上）（2007年）
（厚生労働省：国民生活基礎調査）

図28に性・年齢階級別にみた通院者率（人口千対）を示した．

3）健康状態

6歳以上の者（医療施設・老人保健施設への入院・入所者，1カ月以上の臥床者を除く）の健康状態をみると，生活影響・自覚症状・通院なしの者が45.7％となっている．図29に健康状態の割合を示した．

2 受療状況

1）推計患者数

患者調査は，全国の医療施設（病院，診療所，歯科診療所）を利用する患者の傷病などの状況を把握するため，1953年（昭和28年）から実施されている．2017年（平成29年）の調査日に全国の医療機関で受療した患者数は，入院131万人，外来719万人

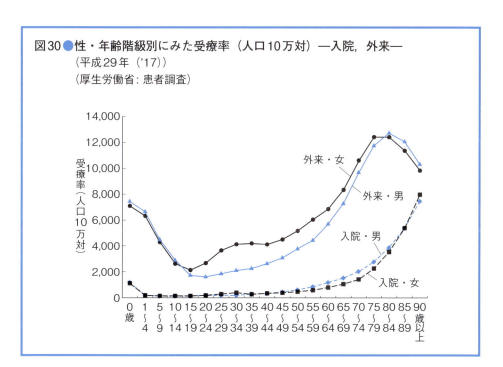

図30 ●性・年齢階級別にみた受療率（人口10万対）─入院，外来─
（平成29年（'17））
（厚生労働省：患者調査）

である．年齢階級別では，65歳以上が入院の約6割，外来の4割を占めている．

2）受療率（人口10万対患者数）（2017年）

全国の入院受療率は1,036（1.0％），外来受療率は5,675（5.7％）である．図30に性・年齢階級別にみた受療率（人口10万対）を示した．

3）在院期間

2017年（平成29年）9月中に退院した推計患者について，平均在院日数を病床の種類別にみると，病院30.6日，一般診療所12.9日と26年に比べ共に減少している．病床の種類別でも，いずれの病床でも減少している（図31）．

134　第8章　健康状態と受療状況

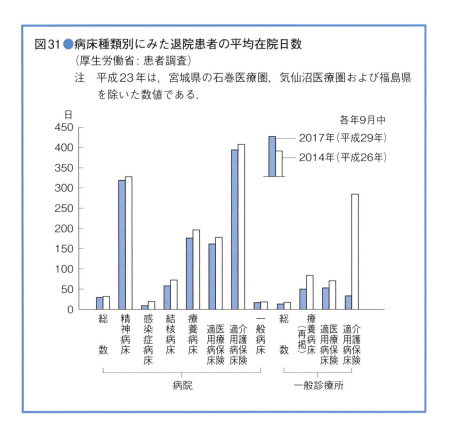

第9章
医療保障制度

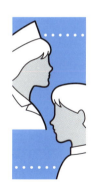

1 社会保障制度と医療保障

　新憲法下の社会保障体制のなかで，医療問題は，第二次大戦後，1948年（昭和23年）の米国社会保障制度調査団による勧告，1950年（昭和25年）の社会保障制度審議会による勧告において詳細に検討されている．続いて，1956年（昭和31年）の社会保障制度審議会の「医療保障に関する勧告」において，「疾病が貧困の最大の原因であることを思い，生命尊重の立場に立つならば，教育と並んで医療の機会均等は最優先に重視されなければならない」とし，国民皆保険を強調している．この国民皆保険の推進は，1957年（昭和32年）から4カ年計画で進められ，1961年（昭和36年）4月に実現した．

　憲法第25条には，「全て国民は，健康で文化的な最低限度の生活を営む権利を有する」とあり，国民の健康を守っていくのが医療保障である．所得保障は，医療保障とともに社会保障制度の中心となるものである．1980年（昭和55年）までは，7割給付の実施や老人医療の無料化など患者負担の軽減を図る制度改正が続けられてきた．しかし，1983年（昭和58年）の老人保健法の創設以降は，老人医療に対する定額の一部負担の導入にみられるように，将来の人口の高齢化への対策が重視されるようになった．

136 第9章 医療保障制度

2 医療保険

　わが国の医療保険は，被用者保険と国民健康保険，さらに，これを基礎とした共同事業である老人保健法に大別される．被用者保険は，事業所に使用される者を被保険者とする健康保険，船員保険，共済組合であり，国民健康保険は，一般地域居住者を被保険者とする市町村の国民健康保険が中心である．老人医療は，被用者保険，国民健康保険に加入している70歳以上の者と，65歳以上70歳未満で障害認定を受けた者を対象としている．

　健康保険は，対象者を一般被用者とその家族（被扶養者）とし，雇用規模により，組合管掌健康保険と政府管掌健康保険とに分けられる．組合管掌健康保険は，健康保険組合により運営され，従業員が常時700人以上いる事業所に適用される．政府管掌健康保険は，製造・採掘・運輸・販売・金融・土木・教育・医療・福祉・サービスなどの事業の事業所で，常時5人以上の従業員を使用する事業所が適用となる．その他に，船員保険，国家公務員共済組合，地方公務員等共済組合，私立学校教職員共済組合，国民健康保険，老人保健がある．

　また，医療扶助は，低所得者が病気になった時に無料で医療が受けられる制度で，生活保護法の扶助の一つである．公費負担医療制度は，法律により行われるもの（結核予防法，精神保健及び精神障害者福祉に関する法律，伝染病予防法など）と，予算措置により行われるもの（特定疾患治療研究費，小児慢性特定疾患研究費など）とがある．

3 老人医療

　老人保健法による医療の対象者は，各医療保険の加入者で，70歳以上の者，および65歳以上70歳未満で，市町村長により一定の障害状態にあると認定された者である．一部負担金は，制度創

設当初は外来1カ月400円，入院は2カ月を限度として1日300円であったが，その後ほぼ毎年引き上げられ，1999年度（平成11年度）には，外来1ヵ月500円（同一保健医療機関ごとに月4回を限度），入院は1日1,200円とされた．

人口の急速な高齢化に伴い老人医療費も急増し，1973年度（昭和48年度）は4,289億円であったが，2010年度（平成22年度）には12兆7,213億円と，約29倍に増加している．

4 介護保険制度

1998年（平成10年）現在で200万人以上の要援護高齢者が，2000年（平成12年）には280万人，2025年（平成37年）には520万人に達すると予測される．高齢化の進展に伴い，今後，寝たきり・認知症の高齢者が急速に増加し，一方で，核家族化による家族の介護機能の低下が起こっており，高齢者介護問題は老後の最大の不安要因となっている．厚生省（現・厚生労働省）ではこれを踏まえて，介護保険法案を国会に提出し，1997年（平成9年）12月9日，第141回臨時国会において可決・成立し，同月17日に公布された．

この介護保険法は，さまざまな問題を抱えながら，2000年（平成12年）4月から施行され，すでに20年以上経過している．要介護認定者数も，2000年（平成12年）4月に218万人であったものが，2008年（平成20年）4月には455万人に増加した．また，介護保険を利用した者の数も149万人から372万人と2倍以上に増加した．介護保険に係る総費用も，2000年度（平成12年度）は3.6兆円だったものが，2008年度（平成20年度）には7.2兆円と2倍近い伸びであり，毎年10%以上増加している．2005年（平成17年）2月には介護保険制度の見直しの法案が可決され，予防重視型システムへの転換がなされた．

平成29年に成立した「地域包括ケアシステムの強化のための

138 第9章 医療保障制度

介護保険法等の一部を改正する法律」のうち，介護保険法関係の
改正部分の概要は以下のとおりである．

●地域包括ケアシステムの深化・推進

① 自立支援・重度化防止に向けた保険者機能の強化等の取り
組みの推進

全市町村が保険者機能を発揮して，自立支援・重度化防止
に取り組むよう，以下の事項を法律により制度化する．

・データに基づく課題分析と対応（取り組み内容・目標の
介護保険事業（支援）計画への記載）

・適切な指標による実績評価

・インセンティブの付与

② 介護医療院の創設

・長期にわたり療養が必要な要介護者を対象とし，「日常
的な医学管理」や「看取り・ターミナル」等の機能と「生
活施設」としての機能を兼ね備えた，新たな介護保険施
設として，「介護医療院」を創設する．

・介護療養型医療施設の経過措置期間を，令和6年3月ま
で6年間延長する．

③ 地域共生社会の実現に向けた取り組みの推進

・高齢者と障害児者が同一事業所でサービスを受けやすく
するため，介護保険と障害福祉制度に新たに共生型サー
ビスを位置づける．

5 国民医療費

国民医療費は，当該年度内の医療機関等における傷病の治療に
要する費用を推計したものである．国民1人あたりの医療費は，
1954年度（昭和29年度）に2,400円であったが，1965年度（昭和
40年度）に1万円台となり，2016年度（平成28年度）には33万
2000円となっている．国民医療費の国民所得に対する割合は，

JCOPY 498-07918

第9章 医療保障制度

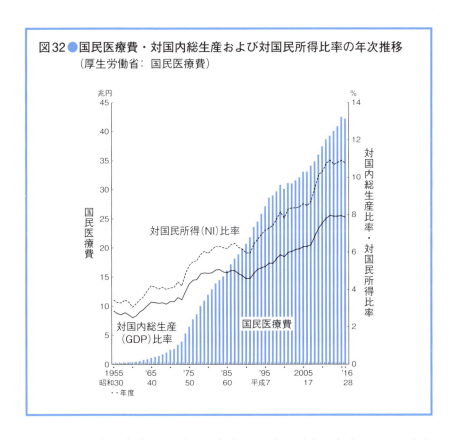

図32 ● 国民医療費・対国内総生産および対国民所得比率の年次推移
（厚生労働省：国民医療費）

昭和30年代は3％台，40年代は4％台，平成28年度は10.76％と上昇している．

図32に国民医療費と対国民所得の年次推移を示した．

第10章
医療関係の職種と現状

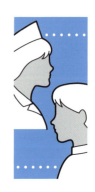

1 医師

　医師国家試験に合格し，厚生労働大臣から免許が与えられる．2016年（平成28年）末における全国の届け出医師数は319,480人で，人口10万対の医師数251.7人である．業務の種類別では，医療施設に従事する医師が95.4%とほとんどを占め，医療施設・老人保健施設以外に従事する者は2.8%に過ぎない．診療科別では，内科20.0%，整形外科7.0%，小児科5.6%となっている．女性の医師は64,305人で，全体の21.1%を占め，今後さらに増加する傾向にある．

　医療施設従事医師の地域分布状況をみると，人口10万対では，京都，東京，徳島県，高知県などが多く，埼玉県，茨城県，千葉県などが少なくなっており，都道府県間でかなりの差がみられる．

2 歯科医師

　歯科医師国家試験に合格し，厚生労働大臣から免許が与えられる．2016年（平成28年）末における全国の届け出歯科医師数は104,533人で，人口10万対の歯科医師数は82.4人である．性別にみると，女性の歯科医師数は23,391人で，全体の23.0%を占める．

第 10 章　医療関係の職種と現状　　**141**

3 薬剤師

　　薬剤師国家試験に合格し，厚生労働大臣から免許が与えられる．2016年（平成28年）末における全国の届け出薬剤師数は301,323人で，人口10万対の薬剤師数は237.4人である．性別にみると，男性が116,826人，女性が184,497人となっており，1974年（昭和49年）に逆転した男女の割合は，2016年（平成28年）においては女性が61.2%を占めるに至っている．

4 保健師

　　保健師国家試験に合格し，厚生労働大臣から免許が与えられる．2016年（平成28年）末の就業保健師は全国で51,280人である．ほとんどが公的機関である保健所，市町村に勤務している．人口10万対の保健師数は40.4人，保健師1人あたりの人口は2,475人で，いまだ充分とはいえない．

5 診療放射線技師

　　診療放射線技師は国家試験に合格し，厚生労働大臣から免許が与えられる．平成20年時点での診療放射線技師の人数は，46,115人である．

6 助産師

　　助産師国家試験に合格し，免許が与えられる．2014年（平成26年）末の就業助産師数は33,956人である．近年，医療施設内での分娩が普及したため，病院・診療所に従事する者が増加している．

JCOPY 498−07918

142　第 10 章　医療関係の職種と現状

7 看護師・准看護師

　看護師は看護師試験に，准看護師は都道府県の准看護師試験に
合格し，それぞれ厚生労働大臣，知事から免許が与えられる．
2016 年（平成 28 年）末の看護師，准看護師の就業者総数は 152.3
万人となっている．就業先別では，7 割が病院で，2 割が診療所
で就業している．

8 歯科衛生士・歯科技工士

　歯科衛生士は，歯科医師の直接の指導の下で，歯牙と口腔疾患
の予防処置として定められた行為を行う者であり，2016 年（平
成 28 年）末での歯科衛生士数（就業者）は 123,831 人である．一方，
歯科技工士とは，補てん物・充てん物・矯正装置の作成・修理・
加工を行う者であり，2014 年（平成 26 年）末の歯科技工士数（就
業者）は，34,495 人である．

9 理学療法士

　理学療法士国家試験に合格し，厚生労働大臣から免許が与えら
れる．2018 年（平成 30 年）末での免許取得者は 127,660 人である．
理学療法士は，医師の指示の下に理学療法を行う．在宅患者に対
する訪問リハビリも実施している．

10 作業療法士

　作業療法士国家試験に合格し，厚生労働大臣から免許が与えら
れる．2016 年（平成 28 年）末での免許取得者数は 74,615 人である．
作業療法士は，医師の指示の下で作業療法を行うことができる．

JCOPY 498-07918

第 10 章　医療関係の職種と現状　　143

11 言語聴覚士

　1997年（平成9年）に言語聴覚士法により新設されたもので，音声機能，言語機能または聴覚に障害のある者に対して言語訓練その他の訓練，これに必要な検査，助言，指導その他の援助を行うことを業とする者であり，2019年（平成31年）末での免許取得者は32,863人である．

12 臨床検査技師

　臨床検査技師国家試験に合格し，厚生労働大臣から免許が与えられる．医師の指導監督下で，微生物学的・血液学的・病理学的・寄生虫学的・生化学的検査を施行し，政令で決める生理学的検査および診療の補助として，採血を行う．2011年（平成23年）12月31日時点で，176,643人である．

13 衛生検査技師

　衛生検査技師国家試験に合格し，厚生労働大臣から免許が与えられる．業務内容は，臨床検査技師と同様であるが，政令で決める生理学的検査および採血業務は実施できない．2001年12月31日時点で，132,160人である．2005年5月に新規の免許は廃止された．

14 社会福祉士

　専門的知識および技術をもって，身体・精神上の障害，環境上の理由により，日常生活に支障をきたす者の福祉に関する相談に応じ，助言，指導，その他の援助を行う．2018年（平成30年）末までに226,283人が登録されている．

JCOPY 498-07918

144   第 10 章　医療関係の職種と現状

15 介護福祉士

　専門的知識および技術をもって，身体・精神上の障害，環境上の理由により，日常生活に支障をきたす者に，入浴，排泄，食事，その他の介護を行い，介護者などに指導を行う．2018年（平成30年）11月末で，1,623,451人が登録されている．

16 臨床工学技士・義肢装具士

　臨床工学技士は，人工心肺装置，血液透析装置，人工呼吸器などの生命維持管理装置の操作と保守点検を業とする者であり，義肢装具士は，義肢と装具の装着部位の採型，それらの制作と身体への適合を行うことを業とする者である．これら2職種は昭和26年に創設された．2018年の免許取得者は，臨床工学技士が43,550人，2019年の義肢装具士が5,558人である．

17 救急救命士

　救急救命士は，重度傷病者が病院や診療所に搬送されるまでの間に，これらの者に対して救急救命処置を行うことを業とする者で，平成3年に成立した救急救命法により創設されたものである．平成24年4月時点の免許取得者は27,827人である．

18 あん摩マッサージ指圧師，はり師，きゅう師，柔道整復師

　医師以外の者で，あん摩，マッサージもしくは指圧，はりまたはきゅうを業とする者は，それぞれ，あん摩マッサージ指圧師免許，はり師免許またはきゅう師免許を取得しなければならない．
　平成28年時点の免許取得者は，順に116,280人，116,007人，114,048人である．

JCOPY　498-07918

第 10 章　医療関係の職種と現状　　145

　柔道整復師は柔道整復を業とする者であり，免許取得者数は
96,841 人である．

第11章
医療施設の種類と現状

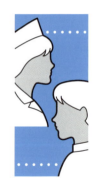

　医療を担当する場である医療施設には，病院と診療所がある．医療法により，病院は患者20人以上の収容施設を有するものとされ，診療所は患者19人以下の収容施設を有するものである．2017年（平成29年）10月1日現在の全国の医療施設は178,492施設であり，病床数は1,653,303床である．前年に比べ，施設数は419施設減少し，病床数は11,222床減少している．表24に医療施設の種類別にみた施設数の年次推移を示した．

1　病院・診療所・病床

　2019年（令和元年）10月1日現在，病院は8,412施設で，前年に比し47施設減少し，一般診療所は101,471施設であり，診療所の無床化などにより，無床診療所が369施設増加している．歯科診療所は68,609施設で，増加傾向が続いている．病院数を病床規模別にみると，50〜99床が2,088施設（病院総数の24.8%）と最も多く，次いで100〜149床が1,426施設（同17.0%）となっている．

　病院の病床数は1,680,712床であり，前年度より14,498床減少している．都道府県別にみると，岡山県が最多で，埼玉県が最も少ない．

第 11 章 医療施設の種類と現状 147

表 24 ●医療施設の種類別にみた施設数の推移

	平成17年 (2005年)	20 (2008年)	23 (2011年)	26 (2014年)	29 (2017年)
総数	173,200	175,656	176,308	177,546	178,492
病院	9,026	8,794	8,605	8,493	8,412
精神科病院	1,073	1,079	1,076	1,067	1,059
結核療養所	1	1	1	—	—
一般病院	7,952	7,714	7,528	7,426	7,353
療養病床を有する病院（再掲）	4,374	4,067	3,920	3,848	3,781
一般診療所	97,442	99,083	99,547	100,461	101,471
有床	13,477	11,500	9,934	8,355	7,202
療養病床を有する一般診療所（再掲）	2,544	1,728	1,385	1,125	902
無床	83,965	87,583	89,613	92,106	94,269
歯科診療所	66,732	67,779	68,156	68,592	68,609
有床	49	41	38	32	24
無床	66,683	67,738	68,118	68,560	68,585

（各年 10 月 1 日現在）

（厚生労働省：医療施設調査）

注　平成 18 年に「精神病院」は「精神科病院」に改められた.

2　療養型病床群

1）療養型病床群の施設数・病床数

　2017年（平成29年）現在，療養型病床群を有する施設は病院で3,781施設，一般診療所で902施設である．病院では前年より46施設減少した．同じく一般診療所は902施設で，前年に比べ77施設減少した．病床数は病院で325,228床，一般診療所で9,069床である．

2）療養型病床群の患者数

　療養型病床群における1999年の在院患者延数は50,903,262人（1日平均139,461人）で前年に比べ21,368,626人（72.4%増），新入院患者数は162,024人（1日平均444人）で前年に比べ63,720人（64.8%

148　第11章　医療施設の種類と現状

増），退院患者数は243,283人（1日平均667人）で前年に比べ
107,723人（79.5％増）とそれぞれ増加している．

3　病院の従事者

　2017年（平成29年）10月1日時点の病院従事者総数は2,090,967
人で，医師217,567人（うち常勤172,192人），歯科医師9,825人（同
7,705人），薬剤師49,782人，看護師767,700人，准看護師113,496
人などである．

第12章
保健医療対策

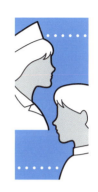

1 母子保健対策

　戦後，厚生省に児童局が設置され，局内に母子衛生課が置かれ，母子保健行政を所管することになった．1965年（昭和40年）8月に母子保健法が新たに制定され，これまでの児童・妊産婦を対象とする母子保健から，妊産婦になる前段階の女性の健康管理も含めた，総合的な母子保健対策として推進されるようになった．

　乳児死亡率は，明治・大正では，出生1,000対150〜160であったのが，1940年（昭和15年）には100となり，1975年（昭和50年）には10となった．その後，毎年減少し続け，2014年（平成26年）には，0.9と世界でも最も低率となった．一方，妊産婦死亡率は，2017年（平成29年）に出生10万対1.9と，著明な低下を示している．

　少子化のいっそうの進行や女性の社会進出など，子供を取り巻く環境の変化に対応する目的で，1994年（平成6年）12月に，今後の子育て支援のためのエンゼルプランが策定された．そこで，母子保健対策として，乳幼児健康支援デイサービス事業や小児医療施設・周産期医療施設の整備がなされた．

　わが国の母子保健対策は，妊娠・分娩・育児期・新生児・乳幼児期を通して，一貫した体系の下に総合的に進められる．すなわち，健康診査，保健指導，医療援護，基盤整備などよりなる．図

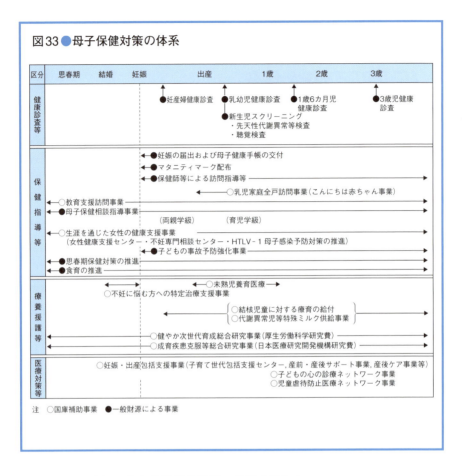

図33 ● 母子保健対策の体系

33に，主な母子保健施策の体系を示した．

2 老人保健対策

　急速に進行する高齢化に対して，その対策も速やかなテンポで進められている．1963年（昭和38年）に制定された老人福祉法による事業として，老人健康診査が開始された．1969年（昭和44年）からは寝たきり老人に対して，居宅派遣による健康診査を行う制度も実施された．1972年（昭和47年）の老人福祉法の

第 12 章　保健医療対策　151

改正で，老人医療費支給制度が設けられた.

　1982年（昭和57年）に老人保健法が成立し，翌年からはそれに基づいた保健医療対策が総合的・体系的に整備された．1990年（平成2年）6月には，老人保健法が改正された．その後，平成3年，6年，9年，12年，13年と改正がくり返され2002年（平成14年）10月には，受給対象年齢が75歳以上に引き上げられ，患者負担の定率1割負担（一定以上所得者は2割）が徹底された．老人保健法（現・高齢者の医療の確保に関する法律）により定められた保健事業には以下のものがあり，市町村が実施主体となっている.

　(1) 健康手帳の交付，(2) 健康教育，(3) 健康相談，(4) 健康診査，(5) 医療等，(6) 機能訓練，(7) 訪問指導

3 精神保健対策

　1950年（昭和25年）に精神衛生法が制定され，精神障害者の医療・保護とその発症予防を通じて，国民の精神的健康の保持・向上を図ることを目的とした．2002年（平成14年）の患者調査によれば，精神障害の入院受療率は人口10万対258であり，循環器系疾患と並び最も高率である．厚生労働大臣が指定した精神保健指定医は，非自発的な入院の要否や入院患者の行動制限の要否を判定する役割を担っている.

　精神保健福祉法に基づく入院形態には，任意入院，措置入院，医療保護入院，緊急措置入院などがある.

4 精神障害者福祉および社会復帰対策

　精神保健福祉対策の最重要課題の一つとして，精神障害者社会復帰施設の整備が図られている.

　1993年（平成5年）には，精神保健法の改正により，精神障害者地域生活援助事業（グループホーム）が法定化され，第2種社

JCOPY　498-07918

152　第 12 章　保健医療対策

会福祉事業として位置づけられた.

　1995 年（平成 7 年）の改正では，精神保健福祉法の目的規定に
「精神障害者の自立と社会経済活動への参加のための援助」が加
えられ，具体的には，①法体系全体における福祉施策の位置づけ
の強化，②精神障害者の手帳制度の創設，③正しい知識の普及，
相談指導等の地域精神保健福祉施策の充実，市町村の役割の明
示，④社会復帰施設事業の充実，が図られ，同年 12 月には，
2002 年度（平成 14 年度）末までの具体的な社会復帰施設の整備
目標値を盛り込んだ障害者プランが策定された.

　1999 年（平成 11 年）の改正では，市町村を実施主体とするホー
ムヘルプサービスやショートステイ事業が法定化され，在宅福祉
サービスの充実が図られた.

5　歯科保健対策

　1928 年（昭和 3 年）には，6 月 4 日が虫歯予防デーと定められ
た．この啓蒙運動は戦時中に一時中断されていたが，1948 年（昭
和 23 年）に再開された．1989 年（平成元年）には，成人歯科保
健対策検討会が設置され，80 歳で 20 本以上の歯を保つことを目
的とした 8020（ハチマル・ニイマル）運動が提唱され，1993 年
度（平成 5 年度）より 8020 運動推進支援事業が行われることに
なった.

6　感染症対策

　いったんは克服されたかに思えた感染症が，再び猛威を振るう
ようになった原因として，ヒトや食品などの世界規模の移動，開
発による環境の変化，保険医療サービスの高度化などがあげられ
る．たとえば，海外旅行による熱帯性疾患の輸入，熱帯雨林の開
発が原因と考えられるエボラ出血熱・ニパウイルス感染症・ラッ

サ熱，屋外レジャーの普及によるライム病・つつが虫病，オウム・インコなどから感染するオウム熱，上水道水の汚染を起こすクリプトスポリジウム症，温泉・ビルのクーリングタワーなどから集団感染するレジオネラ症などがある．また，近年，抗菌薬の乱用に起因するMRSA（メチシリン耐性黄色ブドウ球菌）やVRE（バンコマイシン耐性腸球菌）による感染症も深刻な問題となっている．

このように，人類がかつて経験したことのないものを新興感染症，いったんは制圧されたと考えられていたが，再び発病が増加したものを再興感染症という．1996年（平成8年）に全国的に猛威を振るった腸管出血性大腸菌感染症（O-157）も新興感染症である．

これら新興・再興感染症の出現や医学・医療の進歩，衛生水準の向上，人権の尊重への要請，国際交流の活発化などの近年の状況の変化を踏まえ，感染症対策の抜本的見直しを図るため，公衆衛生審議会が1997年（平成9年）に「新しい時代の感染症対策について（意見）」を公表した．この意見を基に厚生省では感染症の新しい法律の作成を進め，1998年（平成10年）に「感染症の予防及び感染症の患者に対する医療に関する法律」が衆参両院における修正を経て可決・成立し，翌年施行された（表24）．

感染症を取り巻く状況は厳しさを増しており，この現実について国民に正しい知識を情報提供していくことはきわめて重要であり，衛生教育やワクチン接種など可能な予防手段を推進することが急務となっている．

本来，トリが持っているインフルエンザ（H5N1）が，2003年（平成15年）12月以降，ベトナム，インドネシア，タイなどの東南アジアが中心であったが欧州，アフリカにも拡大し，これまでに225人の患者が発症し，約半数の128人の死者がでている〔2006年（平成18年）6月7日時点〕．

このように，ヒトの間では流行がなかったトリインフルエンザ

154　第 12 章　保健医療対策

表24 ●感染症の種類（感染症法に基づく分類）（2016年4月施行）

	感染症名等	性　格
感染症類型	[1 類感染症] ・エボラ出血熱 ・クリミア・コンゴ出血熱 ・痘そう ・南米出血熱 ・ペスト ・マールブルグ病 ・ラッサ熱	感染力，罹患した場合の重篤性等に基づく総合的な観点からみた危険性が極めて高い感染症
	[2 類感染症] ・急性灰白髄炎 ・結核 ・ジフテリア ・重症急性呼吸器症候群（SARS） ・鳥インフルエンザ（H5N1） ・鳥インフルエンザ（H7N9） ・中東呼吸器症候群（MERS）	感染力，罹患した場合の重篤性等に基づく総合的な観点からみた危険性が高い感染症
	[3 類感染症] ・コレラ ・細菌性赤痢 ・腸管出血性大腸菌感染症 ・腸チフス ・パラチフス	感染力，罹患した場合の重篤性等に基づく総合的な観点からみた危険性は高くないが，特定の職業への就業によって感染症の集団発生を起こし得る感染症
	[4 類感染症] ・E 型肝炎 ・A 型肝炎 ・黄熱 ・Q 熱 ・狂犬病 ・炭疽 ・鳥インフルエンザ（鳥インフルエンザ（H5N1，H7N9）を除く） ・ボツリヌス症 ・マラリア ・野兎病 ・ジカウイルス感染症 ・その他の感染症（政令で規定）	動物，飲食物等の物件を介してヒトに感染し，国民の健康に影響を与えるおそれのある感染症（ヒトからヒトへの伝染はない）
	[5 類感染症] ・インフルエンザ（鳥インフルエンザおよび新型インフルエンザ等感染症を除く） ・ウイルス性肝炎（E 型肝炎および A 型肝炎を除く） ・クリプトスポリジウム症 ・後天性免疫不全症候群 ・性器クラミジア感染症 ・梅毒 ・麻しん ・メチシリン耐性黄色ブドウ球菌感染症 ・その他の感染症（省令で規定）	国が感染症発生動向調査を行い，その結果等に基づいて必要な情報を一般国民や医療関係者に提供・公開していくことによって，発生・拡大を防止すべき感染症
新型インフルエンザ等感染症	・新型インフルエンザ ・再興型インフルエンザ	新たにヒトからヒトに伝染する能力を有することとなったウイルスを病原体とするインフルエンザかつて，世界的規模で流行したインフルエンザであって，その後流行することなく長期間が経過しているものが再興したもの両型ともに，全国的かつ急速なまん延により国民の生命・健康に重大な影響を与えるおそれがあると認められるもの
指定感染症	政令で1年間に限定して指定される感染症	既知の感染症の中で上記1〜3類新型インフルエンザ等感染症に分類されない感染症で1〜3類に準じた対応の必要が生じた感染症
新感染症	[当初] 都道府県知事が厚生労働大臣の技術的指導・助言を得て個別に応急対応する感染症 [要件指定後] 政令で症状等の要件指定をした後に1類感染症と同様の扱いをする感染症	ヒトからヒトに伝染すると認められる疾病であって，既知の感染症と症状等が明らかに異なり，その伝染力，罹患した場合の重症度から判断した危険性が極めて高い感染症

JCOPY　498-07918

第 12 章　保健医療対策　155

がヒトに感染する新しいタイプのインフルエンザに変異（新型イ
ンフルエンザ）し，さらに世界的に流行したことは，1918年（大
正7年）スペインかぜ，1957年（昭和32年）アジアかぜ，1968
年（昭和43年）香港かぜ，1977年（昭和52年）ソ連かぜでも起こっ
ており，多くの死亡者（たとえば，スペインかぜでは，世界では
約4,000万人，わが国では約39万人が死亡）を出している．この
ような新型インフルエンザは，10年から40年の周期で流行する
とされており，今回のトリインフルエンザの場合でも，ウイルス
がヒトからヒトへ感染する新型インフルエンザウイルスへと変異
し，世界的な流行（パンデミック）の発生が懸念される．

　厚生労働省では，新型インフルエンザの発生とまん延防止のた
めに，2005年（平成17年）4月「感染症の予防の総合的な推進を
図るための基本的な指針」と「インフルエンザに関する特定感染
症予防指針」を改正した．同年10月には，新型インフルエンザ
対策推進本部を設置し，その対策のために「新型インフルエンザ
対策行動計画」を同年11月に策定した．

　最近のH5N1亜型のインフルエンザの諸外国での拡大の状況等
を踏まえ，2006年（平成18年）6月，厚生労働省は，「インフル
エンザ（H5N1）」を感染症法における指定感染症とし，検疫法に
おける検疫感染症としても位置づけ，検疫における健康診断等の
実施，患者の入院の措置等が実施できるようにした．

　2009年4月にWHOが，メキシコ・米国における新型インフル
エンザ（H1N1）の発生を確認し，2009年10月現在，世界中に感
染が拡大し，フェーズ6の状態にある．

　その後，この新型インフルエンザは通常の季節性インフルエン
ザとされている．

1）主な感染症の最近の動向（表24参照）

a．1類感染症

　1999年（平成11年）4月から2004年（平成16年）12月まで，

JCOPY　498-07918

156　第 12 章　保健医療対策

感染症法に基づく届け出はなかった.

　2003 年（平成 15 年）11 月の法改正により，重症急性呼吸器症候群（病原体が SARS コロナウイルスであるものに限る）と痘そうが追加された.

　ウイルス性出血熱は 160 頁を参照.

b．2 類感染症

（1）ジフテリア

　1999 年（平成 11 年）4 月から 2000 年（平成 12 年）12 月まで 3 例が報告されたのみで，その後，2004 年（平成 16 年）12 月まで報告例はない.

（2）急性灰白髄炎

　1980 年（昭和 55 年）を最後に症例は発生していない.

c．3 類感染症

（1）コレラ

　1995 年（平成 7 年）にインドネシアのバリ島での日本人旅行者の感染例があり，患者数が 306 人にのぼったが，最近 10 年間は 2 けた台の発生しかない.

（2）腸チフス，パラチフス

　腸チフスは，昭和 20 年代には数万人もの届け出があったが，その後は減少傾向を示し，1962 年（昭和 37 年）には 1,000 人を割り，2004 年（平成 16 年）の報告は 67 人であった.

　パラチフスは，1958 年（昭和 33 年）に 1,000 人を超える届け出があったが，昭和 40 年代からは 50 人前後で推移し，1982 年（昭和 57 年）の 201 人をピークとして減少傾向を示し，2004 年（平成 16 年）は 88 人が報告された. 腸チフス，パラチフスともに輸入感染例が多い.

　なお，パラチフスは，同 A 菌による感染症を対象としており，B 菌，C 菌はサルモネラ症として取り扱われている.

（3）細菌性赤痢

　アジア地域を中心とした輸入例が多い. 1998 年（平成 10 年）

には国内の集団発生の増加により，1,574人が報告され，2004年（平成16年）の報告は594人であった．

（4）腸管出血性大腸菌感染症

2004年（平成16年）は3,715例が報告された．夏季に流行し，幼少者に多くみられる傾向がある．

d．4類感染症

診断後，ただちに届け出が義務づけられる疾患であり，マラリア，日本脳炎，つつが虫病，ウエストナイル熱，E型肝炎，A型肝炎などが含まれている（全44疾患）．

（1）マラリア

戦後ずっと減少傾向が続き，1972年（昭和47年）ごろからやや増加傾向になったが，1975年（昭和50年）から1998年（平成10年）までは50～70人でほぼ横ばいであった．2000年（平成12年）には154例と増加がみられたが，2004年（平成16年）は75例であった．輸入例によるものが多く，国内感染例は皆無と思われる．

熱帯・亜熱帯地域で広範囲に発生しており，全世界で年間3億～5億人の患者，150万～270万人の死者がある．海外との交流が盛んになるため，今後，輸入感染例が増加すると思われる．

近年，クロロキン，ファンシダールといった抗マラリア薬の耐性原虫が出現している．

（2）日本脳炎

予防接種の普及により，近年著減し，2004年（平成16年）は5人のみである．昭和20～30年代は小児中心の疾患であったが，今日では中年以降，特に60歳以上の高齢者に多い．

予防対策として1976年（昭和51年）から予防接種法の対象疾病となり，1995年（平成7年）から定期の予防接種が行われている．

（3）つつが虫病

1965年（昭和40年）から1975年（昭和50年）まで毎年10人前後の患者数であったが，1976年（昭和51年）以降急激に増加

し，1984年（昭和59年）は957人となり，1985年（昭和60年）から1993年（平成5年）まで700〜900人で推移した後に，2001年（平成13年）以降は500人を割り，2017年（平成29年）は447人であった．

(4) エキノコックス症

キタキツネの糞便などから感染する本症の発生が北海道を中心に報告されており，2004年（平成16年）は26例が報告されている．

(5) E型肝炎およびA型肝炎

2003年（平成15年）11月の法改正で届け出の対象となり，2004年（平成16年）は，A型肝炎は139例，E型肝炎は37例であった．

なお，ウイルス肝炎は160頁を参照．

e. 5類感染症

診断から7日以内に届け出が義務づけられている22疾患があり，アメーバー赤痢，ウイルス性肝炎（E型肝炎とA型肝炎を除く），急性脳炎（ウエストナイル脳炎と日本脳炎を除く），破傷風，AIDS（後天性免疫不全症候群）（165頁参照）などが含まれる．

また，定点施設からの報告に基づく定点把握疾患は28疾患（麻しんと成人麻しんを区分した場合）で，インフルエンザ，小児科定点の麻しん，百日せき，眼科定点の流行性角結膜炎，基幹定点では薬剤耐性菌のMRSAなどが含まれている．

(1) 破傷風

破傷風は1950年（昭和25年）には届け出患者数1,915人，死亡者数1,558人であった．2017年（平成29年）は125例が報告されている．

(2) インフルエンザ

急性伝染病の多くは急激に減少してきたが，インフルエンザは毎年のように多くの患者発生があり，時には大流行が起きている．伝染力が強いこと，周期的に大きな抗原変異が起こることなどがその原因と考えられている．

その流行状況を迅速に把握するため，届け出による統計と並行してインフルエンザ様疾患の発生動向調査を行っている.

(3) 麻しん・風しん

1991年（平成3年）の流行以来，大規模な流行は認められていないが，2017年（平成29年）は小児科定点サーベイランスとして1,547人が報告されている.

風しんは平成24から25年にかけて，都市部を中心に流行し，先天性風しん症候群の報告も増加した. 2018年（平成30年）は2,918人と流行した.

(4) 百日せき

1958年（昭和33年）に3万人近い届け出のあった百日せきは予防接種の推進により著減し，昭和40年代後半には300人前後になった. しかし，1976年（昭和51年）の予防接種実施率が20%以下に低下したこともあり，患者数も徐々に増加し1979年（昭和54年）には13,105人となり，1955年（昭和30年）頃の状態に戻った. 近年は急減しているが，予防接種が有用な対策であることを示唆するものである.

(5) 性感染症（STD）

性感染症（STD, sexually transmitted diseases）とは，性行為によって伝播する疾患で，梅毒，性器クラミジア感染症，性器ヘルペスウイルス感染症，尖圭コンジローマ，淋菌感染症の5疾患が，5類感染症に規定されている.

1999年（平成11年）以降の感染症発生動向調査による定点（医療機関）当たりの報告数の動向をみると，淋菌感染症は2002年（平成14年）まで漸増し，2003，2004年と減少している. また，性器クラミジア感染症も2002年まで増加し，その後やや減少傾向にあるが依然その報告数は多い（図34参照）.

2017年（平成29年）の梅毒は5,826人，性器クラミジア感染24,825人，淋菌感染は8,107人，性器ヘルペスウイルス感染9,308人，尖圭コンジローマ543人であった.

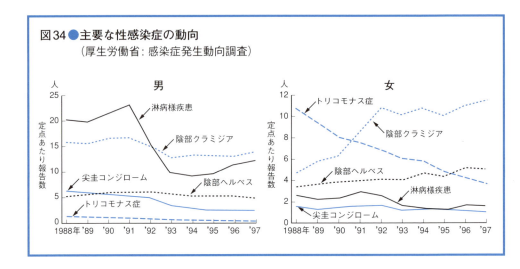

図34 ● 主要な性感染症の動向
（厚生労働省：感染症発生動向調査）

2) ウイルス性出血熱

1976年（昭和51年），ラッサ熱患者と同一の航空機に乗って帰国した者（5人）がいることが判明し，その者を健康監視のため，接触後3週間，検疫伝染病棟に収容した．幸いにして5人とも異常が認められなかったが，この事件を契機として，従来は単に開発途上国の一風土病的存在に過ぎなかった感染症が，わが国に輸入される危険性のある可能性が示唆された．

また，2000年（平成12年）8月には，ウガンダでエボラ出血熱が流行した際，WHOの要請により国際医療支援として日本人医師団の派遣を行い，1類感染症等の国内への流入の防止に必要な検疫体制の強化と，流入した際の適切な医療対応も進められることになった．

3) ウイルス性肝炎

ウイルス性肝炎は，その原因となるウイルスの型から，A型・B型・C型肝炎などに分類されるが，慢性肝炎から肝硬変，肝癌へと移行する可能性があるのは，B型・C型肝炎である．

a. 肝炎ウイルスの感染経路

　A型肝炎ウイルスは，食物や水による経口感染である．B型・C型肝炎ウイルスは血液を介して感染する．輸血後肝炎と呼ばれていたもののほとんどはB型・C型肝炎である．現在，わが国では，献血時の検査精度も上がり，B型・C型肝炎の発生は限りなくゼロに近づいている．

　B型肝炎ウイルスの感染経路には，血液のほかに母子感染や性行為がある．C型肝炎は，血液感染以外の感染の可能性は低い．

　E型肝炎は，ほとんどが発展途上国などでの海外感染例であったが，2002年（平成14年）から国内感染例が報告されている．発展途上国では主として水系感染であるが，わが国では動物の臓器や肉の生食による経口感染が報告されている．

b. 感染者数・感染率

(1) 持続感染者（キャリア）

　B型・C型肝炎ウイルスの感染で，肝癌などへの移行が問題となるのは感染が持続する場合で，持続感染の状態にある人は「キャリア」とされている．

　B型肝炎ウイルスに感染してキャリアとなる例は，出生時や乳幼児期に感染した場合が多く，成人で感染した場合はまれである．わが国には120万〜140万人のB型肝炎ウイルスのキャリアがいると推定されている．

　一方，C型肝炎の多くは，感染した年齢にかかわらずキャリアとなる場合が多く，わが国には100万〜200万人のキャリアがいるとされている．

(2) 年齢による感染率の差

　B型肝炎ウイルスのキャリアの率は，40歳代以上ではどの年代でも人口の1〜2%で大差はないが，30歳代以下では1%未満と少なく，特に制度として妊婦の検査を開始した1986年（昭和61年）以降に生まれた子供にはほとんどみられない．

　一方，C型肝炎ウイルスキャリアの率は40歳代以上で高く，し

かも年代が高くなるほど高くなる傾向がある．また，地域によってキャリアの率に差があるのも特徴である．これらは，感染が広がった時期や地域の社会的背景の差によるものと考えられている．

c. キャリアの経過

　B型肝炎ウイルスのキャリアのうち約9割の人は，臨床症状もなく，特に治療を必要としないで一生を終える．

　一方，C型肝炎ウイルスキャリアの場合は，その多くが慢性肝炎の症状を呈し，一部は肝硬変，肝癌へと進行する（図35）．

　慢性肝炎の治療法には，抗ウイルス療法と肝庇護療法がある．B型およびC型肝炎の抗ウイルス療法には，インターフェロンが用いられてきたが，近年，B型慢性肝炎についてはラミブジンの承認〔2000年（平成12年）11月〕，C型慢性肝炎については，リバビリンとインターフェロンの併用の承認〔2001年（平成13年）11月〕，ペグインターフェロンの承認〔2003年（平成15年）10月〕，ペグインターフェロンとリバビリンの併用の承認〔2004年（平成16年）12月〕と，治療面の目覚ましい進展がみられた．2014年には，飲み薬だけの「インターフェロンフリー」の治療法が開始され，従来治療困難とされてきたケースにおいても，高いウイルス駆除率が得られるようになった．

d. わが国の肝炎対策の現状

　ウイルス性肝炎は，国民の健康に関わる重要問題であり，国民が，肝炎ウイルス感染を認識し，その結果に基づき必要な診療を受けることが重要である（表25）．

　このため，厚生労働省では，2002年（平成14年度）から「C型肝炎等緊急総合対策」として，老人保健事業等における肝炎ウイルス検診など肝炎対策に取り組んできた．

　また，2005年（平成17年）3月に「C型肝炎対策等に関する専門家会議」が設置され，厚生労働省においては，今後もより一層の肝炎対策の充実を図ることとし，

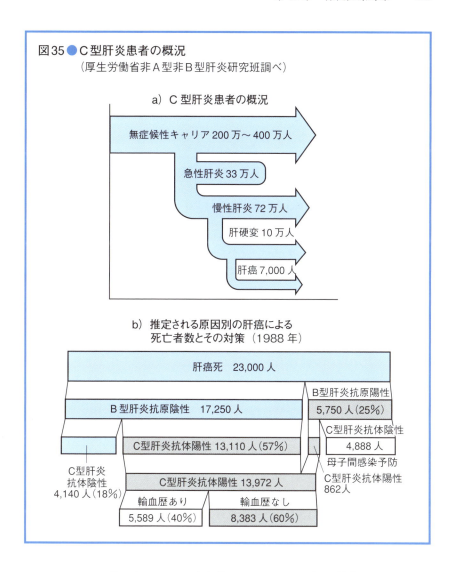

図35 ● C型肝炎患者の概況
（厚生労働省非A型非B型肝炎研究班調べ）

　①肝炎ウイルス検査等の実施，検査体制の強化
　②治療水準の向上（診療体制の整備，治療方法等の研究開発）
　③感染防止の徹底
　④普及啓発・相談事業の充実
等の施策に取り組んでいる．

164   第12章　保健医療対策

表25 ● 肝炎ウイルスに感染している可能性が高い者

a. 1992年（平成4年）以前に輸血を受けた者
b. 長期に血液透析を受けている者
c. 輸入非加熱血液凝固因子製剤を投与された者
d. cと同等のリスクを有する非加熱血液凝固因子製剤を投与された者
e. フィブリノゲン製剤（フィブリン糊としての使用を含む）を投与された者
f. 大きな手術を受けた者
g. 臓器移植を受けた者
h. 薬物濫用者，入れ墨をしている者
i. ボディピアスを施している者
j. その他（過去に健康診断等で肝機能検査の異常を指摘されているにもかかわらず，その後肝炎の検査を実施していない者，感染率の高い地域に住んでいる者等）

4) ハンセン病

　ハンセン病は，らい菌による慢性の細菌感染症であり，主として末梢神経，皮膚などが侵される．しかし，人の体内にらい菌が侵入し，感染が成立したとしても，発病することはまれであり，発病しても，現在では，多剤併用療法（リファンピシンを主剤とし，これに複数の化学療法剤を加えた療法）により，完治する疾患である．

　わが国のハンセン病予防対策は，1907年（明治40年）の「癩予防ニ関スル件」の制定を端緒とし，1953年（昭和28年）には，ハンセン病患者を「隔離」することにより，予防することを目的とした「らい予防法」が制定された．

　しかし，ハンセン病が完治する疾患となったことから，らい予防法は1996年（平成8年）4月廃止されたが，同法によりハンセン病患者・元患者の尊厳を傷つけ，多くの苦しみを与えてきた．

　国立ハンセン病療養所入所者については，その多くが高齢であり，長期にわたり療養所に入所していたため社会復帰が困難であ

JCOPY 498-07918

るため,必要な療養や福祉の措置は継続することとした.

7 エイズ（AIDS）対策

　AIDS（acquired immunodeficiency syndrome, 後天性免疫不全症候群）は,HIV（ヒト免疫不全ウイルス）の感染により惹起される細胞性免疫不全を主体とする疾患である.感染してもほとんど無症状で,6〜8週後に抗体検査で陽性となる.無症候性キャリアの状態を数カ月から10年経過した後に,発熱,盗汗,リンパ節腫脹,下痢,体重減少が起こってくる.この状態をARC（エイズ関連症候群）という.

　国連合同エイズ計画によると,2017年の世界のエイズ患者は3,960万人である.現在もアフリカやアジアを中心に感染が拡大している.図36にHIV感染者・エイズ患者報告数の年次推移を

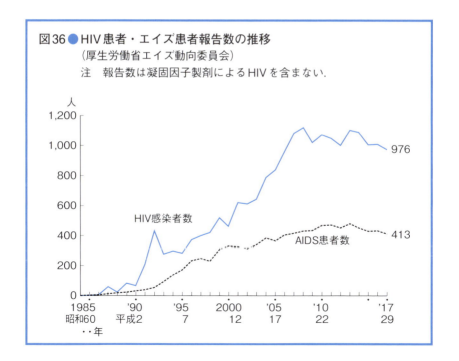

図36 ● HIV患者・エイズ患者報告数の推移
（厚生労働省エイズ動向委員会）
注　報告数は凝固因子製剤によるHIVを含まない.

166　第12章　保健医療対策

表26 ● 世界の地域別HIV患者数（推定中央値）（2017年末現在）

	HIV感染者推計数（万人） （成人・子供）
総　　　　　　　　　数	3,690
東 部・南 部 ア フ リ カ	1,960
ラテンアメリカ・カリブ海沿岸	211
西 部・中 央 ア フ リ カ	610
ア ジ ア 太 平 洋	520
東 欧・中 央 ア ジ ア	140
中 東・北 ア フ リ カ	22
西 欧・中 央・北 ア メ リ カ	220

（UNAIDS（国連合同エイズ計画）: Fact sheet 2018 statistics
注　各地域を合計しても総数とは合わない.

示す. 表26に世界の地域別HIV感染者の数を示した. 表27に国
内のエイズ患者およびHIV感染者の感染経路別累計数を示した.

8 結核対策

1）結核対策のあゆみ

　わが国の結核対策は, 1889年（明治22年）の結核療養所設立
が始まりである. 1919年（大正8年）には旧結核予防法が施行さ
れ, 1951年（昭和26年）に現行の結核予防法が制定され, 医療
費の公費負担制度が確立した. 1961年（昭和36年）には患者管理
制度が強化され, 罹患率などは低下し続けてきたが, 1997年（平
成9年)から新規結核登録患者数, 罹患率が上昇に転じ, 1999年(平
成11年）には「結核緊急事態宣言」を行った. その後, 2000年（平
成12年）度の結核緊急対策検討班報告書と結核緊急実態調査報
告書の公表を経て, 2001年度（平成13年度）には厚生科学審議
会感染症分科会結核部会による「結核対策の包括的見直しに関す
る提言」がなされた. この提言を踏まえ, 2004年（平成16年）6
月, 結核予防法が50年ぶりに大きく改正された（表28）. その後

JCOPY 498-07918

表27 ● HIV感染者・AIDS患者の感染経路別累計数

（単位　人）　　　　　　　　　　　　　　　　　　　　　平成29年（'17年）12月31日現在

	総数			日本国籍			外国国籍		
	総数	男	女	総数	男	女	総数	男	女
HIV感染者総数	19,896	17,470	2,426	16,663	15,699	964	3,233	1,771	1,462
異性間の性的感触	5,116	3,474	1,642	3,797	3,015	782	1,319	459	860
同性間の性的感触[1]	11,823	11,818	5	11,065	11,061	4	758	757	1
静注薬物使用	77	72	5	43	41	2	34	31	3
母子感染	42	23	19	27	17	10	15	6	9
その他[2]	469	401	68	371	331	40	98	70	28
不明	2,369	1,682	687	1,360	1,234	126	1,009	448	561
AIDS患者総数[3]	8,936	8,122	814	7,587	7,189	398	1,349	933	416
異性間の性的接触	3,042	2,548	494	2,505	2,241	264	537	307	230
同性間の性的感触[1]	3,682	3,677	5	3,493	3,490	3	189	187	2
静注薬物使用	62	55	7	32	28	4	30	27	3
母子感染	19	10	9	12	9	3	7	1	6
その他[2]	276	233	43	227	201	26	49	32	17
不明	1,855	1,599	256	1,318	1,220	98	537	379	158
凝固因子製剤による感染者[4]	1,439	1,421	18	1,439	1,421	18	—	—	—

資料　厚生労働省エイズ動向委員会

注　1）両性間性的接触を含む.

　　2）輸血などに伴う感染例や推定される感染経路が複数ある例を含む.

　　3）平成11年3月31日までの病状変化によるエイズ患者報告数154件を含む.

　　4）「血液凝固異常症全国調査」による平成29年5月31日現在の凝固因子製剤による感染者数である.

※死亡者報告数

　感染症法施行後の任意報告数（平成11年4月1日〜29年12月31日）…………389人

　エイズ予防法に基づく法定報告数（平成元年2月17日〜11年3月31日）………596人

　凝固因子製剤による感染者の累積死亡者数 ………………………………………710人

5）エイズ予防法5条に基づき，血液凝固因子製剤による感染者を除く.

6）「血液凝固異常症全国調査」による平成29年5月31日現在の報告数

168　第12章　保健医療対策

2007年に廃止され，感染症法に統合された.

2) 結核患者の状況

　結核患者の状況は，毎年，結核発生動向調査を行い，地方結核・感染症情報センターから保健所を通じて報告される.

a. 新登録患者数，罹患率（人口10万対）

　2017年（平成29年）中に新たに結核患者として登録された患者数は16,789人（前年比836人減），菌喀痰塗抹陽性肺結核患者数は6,359人（同283人減）で，新登録患者全体に占める割合は37.9%（同0.2ポイント上昇），全結核の罹患率は13.3（同0.6ポイント低下）であった（表29）.

　これらの値は先進諸国の中ではまだ高い状況である（表30）.

　都道府県別に罹患率をみると，一番高い大阪府は，一番低い長野県の4.0倍であり，大きな地域格差がある.

　年齢別の罹患率をみると，新登録患者全体に占める70歳以上の割合は59.0%，60歳以上では71.8%と高くなっている.

b. 結核登録者数，有病率（人口10万対）

　2017年（平成29年）末現在の結核登録者数は39,670人（前年比2,629人減）で，活動性全結核患者数は11,097人（同620人減）であった．有病率は8.8（同0.4ポイント低下）であった.

c. 死亡者数と死亡率

　2017年（平成29年）中の結核による死亡者数は2,303人（前年比13人減），死亡率（人口10万対）は1.8となり，死因順位は30位（前年28位）と低かった.

3) 結核対策の現状

　わが国の結核対策は結核予防法に基づいて行われており，制度的には，健康診断，予防接種，患者管理，結核医療を根幹としている.

JCOPY　498-07918

表28 ● 結核予防対策のあゆみ

明治22 年	(1889)	兵庫県須磨浦にわが国最初の結核療養所設立
37	(1904)	結核予防に関する内務省令公布
大正8	('19)	旧結核予防法公布
昭和12	('37)	国立結核療養所官制公布
14	('39)	（財）結核予防会設立
26	('51)	新結核予防法公布（医療費の公費負担等を規定）
27	('52)	結核医療の基準を表示
30	('55)	結核予防法一部改正（結核検診全国民に拡大）
32	('57)	結核予防法一部改正（無料結核検診実施）
36	('61)	結核予防法一部改正（患者管理制度改正，命令入所制度強化）
49	('74)	結核予防法一部改正（定期健康診断の実施年齢を緩和）
61	('86)	結核医療の基準（告示）を全部改正
		結核予防費補助金一般財源化，結核対策特別促進事業の開始
62	('87)	結核・感染症サーベイランス事業の開始
平成6	('94)	結核予防法一部改正（BCG接種を努力義務に）
7	('95)	結核予防法一部改正（公費負担の見直し）
8	('96)	結核医療の基準（告示）を一部改正
		PZAを加えた初回短期強化療法の導入
11	('99)	公衆衛生審議会「21世紀に向けての結核対策について（意見）」公表
		結核緊急事態宣言
		結核医療の基準（告示）の一部改正
		薬剤耐性判断基準の変更
12	(2000)	結核緊急対策検討班報告書「重点的に実施すべき結核対策について」公表
13	('01)	「結核緊急実態調査報告書」公表
14	('02)	厚生科学審議会感染症分科会結核部会「結核対策の包括的見直しに関する提言」公表
15	('03)	「日本版21世紀型DOTS戦略推進体系図」の提示
		小1・中1のツ反・BCG再接種の廃止
16	('04)	結核医療の基準（告示）の一部改正
		結核予防法一部改正（BCG直接接種，検診の見直し，DOTSの推進等）（平成17年4月施行）
18	('06)	感染症の予防及び感染症の患者に対する医療に関する法律の一部を改正する法律（平成19年4月施行）（結核予防法廃止，改正法に統合）
19	('07)	結核医療の基準（告示）を全部改正
21	('09)	結核医療の基準（告示）を全部改正
		潜在性結核感染症の明確化
		新技術の導入，間欠療法の適用
26	('14)	感染症の予防及び感染症の患者に対する医療に関する法律の一部を改正する法律（平成27年1月，5月および28年4月施行）保健所と医療機関，薬局等との連携強化，DOTS等の患者支援の強化
30	('18)	結核医療の基準（告示）を一部改正

170 第12章 保健医療対策

表29 ● 新登録結核患者数と罹患率の推移

	全結核		菌喀痰塗抹陽性肺結核（再掲）	
	実数	罹患率 （人口10万対）	実数	罹患率 （人口10万対）
平成21 年（2009）	24,170	19.0	9,675	7.6
22 （'10）	23,261	18.2	9,019	7.0
23 （'11）	22,681	17.7	8,654	6.8
24 （'12）	21,283	16.7	8,237	6.5
25 （'13）	20,495	16.1	8,119	6.4
26 （'14）	19 615	15.4	7,651	6.0
27 （'15）	18,280	14.4	7,131	5.6
28 （'16）	17,625	13.9	6,642	5.2
29 （'17）	16,789	13.3	6,359	5.0

資料　厚生労働省「結核登録者情報調査」
注　　新活動性分類による.

表30 ● 諸外国と日本の罹患率

国　名	罹患率（人口10万人対）
アメリカ合衆国（'16）	2.7
カナダ 　　　（'16）	4.8
デンマーク 　（'16）	5.1
オランダ 　　（'16）	5.2
オーストラリア（'16）	5.7
イタリア 　　（'16）	6.4
ドイツ 　　　（'16）	7.0
スウェーデン （'16）	7.1
フランス 　　（'16）	7.2
イギリス 　　（'16）	8.8
日本 　　　　（'17）	13.3

資料　厚生労働省「結核登録者情報調査」
WHO 　「TB burden estimates」

a. 健康診断・予防接種

　　定期健康診断は，事業所，学校，施設においてはその長が，そ

JCOPY 498–07918

れ以外の一般住民については市町村長が実施義務者となり実施されている。2004年（平成16年）の法改正では，高齢者などの結核を発病しやすい集団や，集団感染防止の観点から，高校・大学の入学時や，高齢者施設の入所者など，また，結核を発病した場合に周囲へ感染を広げるおそれのある職種に就く者に対する健診を定期健康診断に位置づけた。

　一方，定期外健康診断は都道府県知事が実施責任者であるが，対象を患者の接触者などに限定した上で健診を勧告できることとし，勧告に従わない場合には保健所職員による健康診断の措置を実施することが可能となった。

　定期の予防接種については，2003年（平成15年）の政令改正により，小1・中1のツベルクリン反応検査，BCG再接種が廃止された。また，2004年（平成16年）の法改正により，BCG接種前のツベルクリン反応検査を廃止し，生後6カ月に達するまでの間に直接接種を行うこととなった。

b．患者管理

　結核患者を適正な医療と正しい生活指導により早期社会復帰できるように指導し，家族などへの感染防止を図るのが患者管理である。

　患者管理の前提として，患者の病状，受療状況，生活環境などの充分な把握が必要であるため，保健所では結核登録票が整備され，保健師による家庭訪問指導や管理健診などが計画的に進められている。

c．結核医療

　結核の医療に対しては，結核予防法による公費負担の制度が設けられており，一般患者に対するものと，従業禁止，命令入所患者に対するものとがある。これらは，1995年（平成7年）5月の結核予防法改正により，保険優先となっている。

　(1) 一般患者に対する医療費公費負担（法34条）

　適正な医療を普及するため，「結核医療の基準」に基づく医療

172　第 12 章　保健医療対策

が行われており，初診料，再診料，給食料などを除く化学療法等に対して，保険給付の残額を公費負担している（5％の自己負担）．

(2) 感染源対策—従業禁止，命令入所制度

都道府県知事，保健所設置市市長，特別区区長は，結核を感染させるおそれが著しいと認められる者に対して，期間を定めて，多数の人と接触する機会の多い業務に従事することを禁止し，また，結核療養所に入所することを命ずることができる（法29条）．これらの従業禁止，命令入所患者に対して，その医療に必要な費用を保険給付した残額を公費負担している（法35条）．

(3) 結核医療の基準

結核の医療については，結核予防法の規定を受けた結核の適正な医療の指針として，「結核医療の基準」を厚生労働大臣告示として定めている．結核医療の中核をなす化学療法については，2004年（平成16年）7月，最新の医学的知見を踏まえ，原則3剤または4剤の併用投与とすることなどを内容とする改正が行われた．

9 難病対策

1955年（昭和30年）頃から原因不明の神経疾患とされていたスモンは，1967年（昭和42年）から全国的規模で多発し，大きな社会問題となった．これを契機にして難病に対する関心が高まり，1972年（昭和47年）には難病対策要綱が定められた．そこで難病として行政対象とする疾患の範囲を以下のように整理した．

　　1) 原因不明で，治療法が確立されておらず，かつ，後遺症を起こすおそれが少なくない疾病
　　2) 経過が慢性で，経済的問題のみならず，介護等に著しく人手を要するために，家庭の負担が重く，また，精神的にも負担の大きい疾病

表30に特定疾患治療研究対象疾患を示した．

JCOPY 498-07918

10 腎不全対策

　腎不全とは，腎機能障害が進行して，生体の恒常性を維持できない状態をいうが，その原因疾患は，糸球体腎炎，糖尿病性腎症である．後者は，2002年（平成14年）の新規人工透析患者の39.1%を占める．2014年（平成26年）に新しく38,327人に維持透析療法が導入され，透析患者数は326,448人となった．

　人工透析療法には，専門的な医学知識と機器に関する知識が必要であるため，それに習熟した専門職員が必要である．このような目的で，1972年（昭和47年）には，医師・看護師を対象とした研修を開始し，その後，臨床検査技師・衛生検査技師・臨床工

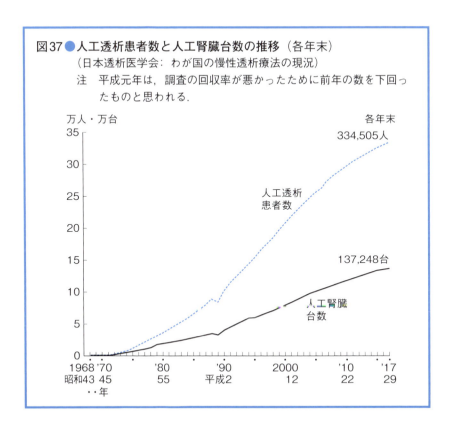

図37●人工透析患者数と人工腎臓台数の推移（各年末）
（日本透析医学会：わが国の慢性透析療法の現況）
注　平成元年は，調査の回収率が悪かったために前年の数を下回ったものと思われる．

174   第 12 章　保健医療対策

表 31 ●特定疾患治療研究事業対象一覧表
(56 疾患・平成・平成 25 年 2 月 1 日時点)

疾患番号	疾患名	対象指定年度
1	ベーチェット病	昭和 47 年 4 月 1 日
2	多発性硬化症	昭和 48 年 4 月 1 日
3	重症筋無力症	昭和 47 年 4 月 1 日
4	全身性エリテマトーデス	昭和 47 年 4 月 1 日
5	スモン	昭和 47 年 4 月 1 日
6	再生不良性貧血	昭和 48 年 4 月 1 日
7	サルコイドーシス	昭和 49 年 10 月 1 日
8	筋萎縮性側索硬化症	昭和 49 年 10 月 1 日
9	強皮症 / 皮膚筋炎及び多発性筋炎	昭和 49 年 10 月 1 日
10	特発性血小板減少性紫斑病	昭和 49 年 10 月 1 日
11	結節性動脈周囲炎	
	①結節性多発動脈炎	昭和 50 年 10 月 1 日
	②顕微鏡的多発血管炎	昭和 50 年 10 月 1 日
12	潰瘍性大腸炎	昭和 50 年 10 月 1 日
13	大動脈炎症候群	昭和 50 年 10 月 1 日
14	ビュルガー病（バージャー病）	昭和 50 年 10 月 1 日
15	天疱瘡	昭和 50 年 10 月 1 日
16	脊髄小脳変性症	昭和 51 年 10 月 1 日
17	クローン病	昭和 51 年 10 月 1 日
18	難治性肝炎のうち劇症肝炎	昭和 51 年 10 月 1 日
19	悪性関節リウマチ	昭和 52 年 10 月 1 日
20	パーキンソン病関連疾患※	
	①進行性核上性麻痺	平成 15 年 10 月 1 日
	②大脳皮質基底核変性症	平成 15 年 10 月 1 日
	③パーキンソン病	昭和 53 年 10 月 1 日
21	アミロイドーシス	昭和 54 年 10 月 1 日
22	後縦靱帯骨化症	昭和 55 年 12 月 1 日
23	ハンチントン病	昭和 56 年 10 月 1 日
24	モヤモヤ病（ウィリス動脈輪閉塞症）	昭和 57 年 1 月 1 日
25	ウェゲナー肉芽腫症	昭和 59 年 1 月 1 日
26	特発性拡張型（うっ血型）心筋症	昭和 60 年 1 月 1 日
27	多系統萎縮症※ 2	
	①線条体黒質変性症	平成 15 年 10 月 1 日
	②オリーブ橋小脳萎縮症	昭和 51 年 10 月 1 日
	③シャイ・ドレーガー症候群	昭和 61 年 1 月 1 日
28	表皮水疱症（接合部型及び栄養障害型）	昭和 62 年 1 月 1 日
29	膿疱性乾癬	昭和 63 年 1 月 1 日
30	広範脊柱管狭窄症	昭和 64 年 1 月 1 日
31	原発性胆汁性肝硬変	平成 2 年 1 月 1 日
32	重症急性膵炎	平成 3 年 1 月 1 日

JCOPY 498-07918

疾患番号	疾患名	対象指定年度
33	特発性大腿骨頭壊死症	平成 4 年 1 月 1 日
34	混合性結合組織病	平成 5 年 1 月 1 日
35	原発性免疫不全症候群	平成 6 年 1 月 1 日
36	特発性間質性肺炎	平成 7 年 1 月 1 日
37	網膜色素変性症	平成 8 年 1 月 1 日
38	プリオン病	平成 14 年 6 月統合
	①クロイツフェルト・ヤコブ病	平成 9 年 1 月 1 日
	②ゲルストマン・ストロイスラー・シャインカー病	平成 14 年 6 月 1 日
	③致死性家族性不眠症	平成 14 年 6 月 1 日
39	肺動脈性肺高血圧症	平成 10 年 1 月 1 日
40	神経線維腫症 I 型 / 神経線維腫症 II 型	平成 10 年 5 月 1 日
41	亜急性硬化性全脳炎	平成 10 年 12 月 1 日
42	バット・キアリ（Budd-Chiari）症候群	平成 10 年 12 月 1 日
43	慢性血栓塞栓性肺高血圧症	平成 10 年 12 月 1 日
44	ライソゾーム病	平成 14 年 6 月統合
	①ライソゾーム病	平成 13 年 5 月 1 日
	②ファブリー病	平成 11 年 4 月 1 日
45	副腎白質ジストロフィー	平成 12 年 4 月 1 日
46	家族性高コレステロール血症（ホモ接合体）	平成 21 年 10 月 1 日
47	脊髄性筋萎縮症	平成 21 年 10 月 1 日
48	球脊髄性筋萎縮症	平成 21 年 10 月 1 日
49	慢性炎症性脱髄性多発神経炎	平成 21 年 10 月 1 日
50	肥大型心筋症	平成 21 年 10 月 1 日
51	拘束型心筋症	平成 21 年 10 月 1 日
52	ミトコンドリア病	平成 21 年 10 月 1 日
53	リンパ脈管筋腫症（LAM）	平成 21 年 10 月 1 日
54	重症多形滲出性紅斑（急性期）	平成 21 年 10 月 1 日
55	黄色靭帯骨化症	平成 21 年 10 月 1 日
56	間脳下垂体機能障害	
	① PRL 分泌異常症	平成 21 年 10 月 1 日
	②ゴナドトロピン分泌異常症	平成 21 年 10 月 1 日
	④ ADH 分泌異常症	平成 21 年 10 月 1 日
	④下垂体性 TSH 分泌異常症	平成 21 年 10 月 1 日
	⑤クッシング病	平成 21 年 10 月 1 日
	⑥先端巨大症	平成 21 年 10 月 1 日
	⑦下垂体機能低下症	平成 21 年 10 月 1 日

注）平成 21 年 10 月から疾患番号 46 から 56 の 11 疾患が追加されました
注）平成 15 年 10 月から
※ 1．パーキンソン病に進行性核上性麻痺および大脳皮質基底核変性症を加え，疾患名が「パーキンソン病関連疾患」に変更されました
※ 2．シャイ・ドレーガー症候群に線条体黒質変性症およびオリーブ橋小脳萎縮症（脊髄小脳変性症から移行）を加え，疾患名が「多系統萎縮症」に変更されました

176　第12章　保健医療対策

表31●腎移植臨床登録集計報告（2015）
2014年実施症例の集計報告と追跡調査結果
（日本移植学会・日本臨床腎移植学会）

西暦	生体腎	献腎 （心停止）	献腎 （脳死）	合計
2005	835	144	16	995
2006	941	181	16	1,138
2007	1,043	163	24	1,230
2008	994	184	26	1,204
2009	1,122	175	14	1,311
2010	1,277	146	62	1,485
2011	1,385	126	86	1,597
2012	1,419	116	77	1,612
2013	1,437	67	88	1,592
2014	1,471	42	85	1,598
2017	1,544	55	93	1,692

学技士に対する研修も行われている．図37に人工透析患者数と透析装置数の推移を示した．

　人工透析療法は，腎不全患者に対する対症療法であり，根治療法ではない．現状では，根治療法として腎臓移植が最も有力な方法である．腎臓移植は，他の臓器移植に比して普及しており，2007年の日本移植学会の調査によると，累計で20,781例（死体腎移植は4,856例）である．表31に腎臓移植実施件数を示した．

11　角膜移植対策

　角膜の障害による失明に対する唯一の治療法は，角膜移植である．1959年（昭和34年）に施行された「角膜移植に関する法律」により，アイバンクが全国的に整備され，2011年（平成23年）には，1,456個の角膜が移植された．2016年3月末時点，全国に54カ所のアイバンクがある．

JCOPY 498-07918

第 12 章　保健医療対策　177

12 脳死患者からの臓器移植

　以前から欧米では，脳死を死と認めた上で，脳死体からの臓器移植が行われてきた．1995年時点で，欧米・オーストラリアでは年間に，肝移植6,200件，心移植3,600件，腎移植19,000件，その他に，肺・心肺同時移植，膵臓の移植も行われている．わが国では，1997年（平成9年）に臓器移植に関する法律が可決成立した．1999年（平成11年）2月，わが国で初めての法に基づく脳死下での臓器提供があり，心臓・肝臓・腎臓・角膜の移植が行われた．2016年（平成28年）4月末までに，376例から脳死下での臓器提供が行われている〔（社）日本臓器移植ネットワーク調べ〕．

13 造血幹細胞移植

1）骨髄移植

　骨髄移植は，白血病や再生不良性貧血などに対する根治療法で，健康人から骨髄液を500～1,000ml採取し，患者に輸注する方法である．この際に，提供者と患者のHLA型（白血球）が一致する必要があり，この一致率は数百～1万人に1人である．全患者の70%は，家族や血縁者に一致する者がいないため，HLA型のデータを蓄積し，必要に応じて患者に提供するための骨髄バンクが必要である．1993年（平成5年）に移植第1例が行われ，2018年（平成30年）3月末までに，累計509,263例の移植が行われた．

2）臍帯血移植

　近年，臍帯血を採取し，その中に含まれている造血幹細胞を分離・保存し，白血病などの患者に移植する臍帯血移植が始められた．厚生労働省では，2万個の臍帯血を保存し，移植を必要とする9割の患者に提供できる体制の整備を目標に，1999年（平成11

JCOPY 498-07918

178 第 12 章　保健医療対策

年）度からさい帯血バンクに対する財政的な支援を行っている．
2016年（平成28年）3月現在，全国6カ所のさい帯血バンクが国
庫補助を受け，臍帯血の採取，検査，保存などを行っている．ま
た，1999年（平成11年）8月に「日本さい帯血バンクネットワー
ク」が発足し，臍帯血に係る情報の共同管理を行っている．

　臍帯血移植は，採取できる量に限りがあるという欠点はある
が，提供する者の身体に侵襲を伴わない，骨髄移植と異なりコー
ディネーションが不要，拒絶反応が少ないなどの利点があり，造
血幹細胞移植の希望者に治療の機会と選択の幅を広げるものと期
待されている．さい帯血バンクを介して行われた臍帯血移植は，
表32のとおりである．

表32 ● さい帯血バンクを介して行われた臍帯血移植数

	移植件数（件）
平成 17 年度 （'05）	658
18 　　　（'06）	732
19 　　　（'07）	762
20 　　　（'08）	859
21 　　　（'09）	895
22 　　　（'10）	1,075
23 　　　（'11）	1,107
24 　　　（'12）	1,199
25 　　　（'13）	1,134
26 　　　（'14）	1,161
27 　　　（'15）	1,311
28 　　　（'16）	1,347
29 　　　（'17）	1,334
30 　　　（'18）	1,355

資料　日本赤十字調べ
注　臍帯血移植件数については各さい帯血バンクからの報告に基づき
　　集計している．各バンクが今なお過去のデータについて微修正し
　　ており，臍帯血移植件数として今後また修正が入る可能性もある
　　（平成31年3月末時点の件数）．

JCOPY 498-07918

第13章
医師法・薬事法・衛生法規

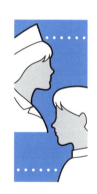

1 医事法規

1）医師法

　医療や保健指導を行うことにより，国民の健康な生活を確保する任務が定められている．国家試験に合格することにより，医師免許を取得することができる．未成年者，禁治産者，準禁治産者，目のみえない者，耳のきこえない者，口のきけない者は，絶対的な欠格事由である．麻薬中毒・犯罪者は，相対的欠格事由となる．したがって，免許取得後に欠格事由が発生すれば，免許取消・医業停止が命じられる．また，業務独占・名称独占が認められ，医師以外の者が医師の名称を用いて，医業を行ってはならない．医師には，診療に応じる義務があり，診療の要求があれば，正当な理由なくこれを断ってはならない．

　医師は自分で診察しないで，診断書・処方箋を交付してはならない．医師は診療時には診療録に必要事項を記載し，5年間保存しなければならない．また，医師は正当な理由なく業務上の秘密を漏らしてはならないとする守秘事項が刑法で決められている．

2）歯科医師法

　歯科医師は，歯科診療と保健指導を行うことにより，国民の健康な生活を確保する義務がある．歯科医師国家試験に合格するこ

180 第13章 医師法・薬事法・衛生法規

とにより免許が与えられる. 医師法とほぼ同様であり, 欠格事由・業務独占・名称独占などが定められている.

3) 薬剤師法

薬剤師の業務を規定した法律で, 薬剤師国家試験に合格し, 厚生労働大臣から免許が与えられる. 薬剤師は, 調剤, 医薬品の供給などをつかさどる事により, 国民の健康な生活を確保する. 平成26年6月に施行された改正薬剤師法によると, 25条の2は, 従来の「情報提供義務」から「情報提供および指導義務」へと変更された.

4) 保健師・助産師・看護師法

保健師・助産師・看護師・准看護師の資格・業務について定めた法律である. 保健師とは, 厚生労働大臣の免許を受けて, 保健指導に従事する者をいい, 助産師は, 同様に産婦・新生児の保健指導を行う. 看護師は, 同様に, 傷病者の世話, 診療の補助を行い, 准看護師は, 知事の免許を受け, 医師・歯科医師・看護師の指示を受けて看護師業務を行う.

5) 放射線技師法

診療放射線技師の業務を規定し, 医療・公衆衛生の普及に寄与することを目的とした法律である. 扱う放射線は定められており, アルファ線, ガンマ線, 電子線, X線, その他政令で定められた電磁波・粒子線である. 厚生労働大臣の免許を受け, 医師・歯科医師の指導の下に放射線を人体に照射する.

6) 臨床検査技師・衛生検査技師法

臨床検査・衛生検査技師の資格を定めた法律である. 医師の指導監督下に検査業務を行う. また, 診療の補助として, 医師の具体的指示を受け, 採血・生理学的検査を行うことができる.

JCOPY 498-07918

第 13 章　医師法・薬事法・衛生法規　　181

7）歯科衛生士法

歯科衛生士の資格を定め，歯科疾患予防・口腔衛生の向上を図ることを目的とする．歯科衛生士は，厚生労働大臣の免許を受け歯科医師の直接指導下に，歯牙・口腔の疾患予防処置，指導を行う．

8）歯科技工士法

歯科技工士は，厚生労働大臣の免許を受けて，特定人に対する歯科医療用の補てん物・充てん物・矯正装置を作成・修理する．

9）理学療法士・作業療法士法

理学療法士，作業療法士は，厚生労働大臣の免許を受けて，医師の指導の下にそれぞれの業務を行う．理学療法とは，身体に障害のある者に，主として基本的作業能力の回復を図るために，治療体操，電気刺激，マッサージ，温熱療法などを行う．作業療法は，身体・精神的に障害のある者に対し，応用的動作能力・社会的適応能力の回復を図る目的で，手芸・工作その他の作業を行わせる．

10）視能訓練士法

厚生労働大臣の免許を受け，医師の指示の下に眼科に関する検査を行い，両眼視機能に障害のある患者のために，矯正訓練を行う．

11）臨床工学技士法

厚生労働大臣の免許を受けて，臨床工学技士の名称を用いて，医師の指示の下に生命維持管理装置（呼吸・循環・代謝）の操作・保守点検を行う．

182　第13章　医師法・薬事法・衛生法規

12) 義肢装具士法

　厚生労働大臣の免許を受けて，医師の指示の下に，義肢および装具の採型・制作と身体への適合を行う．

13) 救急救命士法

　厚生労働大臣の免許を受けて，医師の指示の下に救急救命処置を行う．救急救命処置とは，症状が急性悪化し，生命が危険な状態にある患者を病院等に搬送するまでの間に，気道確保，心拍回復，酸素吸入などを行うことである．

14) あん摩マッサージ指圧師・はり師・きゅう師に関する法律

　医師以外の者で，あん摩，マッサージ，指圧，はり，きゅうを業とする者は，それぞれ，資格試験に合格し，免許を受けなければならない．欠格事由があれば，免許は停止・取り消しとなる．

15) 柔道整復師法

　医師以外で柔道整復を業とする者に対して柔道整復師の資格を与え，業務を適正に行えるように規定する法律である．

16) 社会福祉士・介護福祉士法

　社会福祉士および介護福祉士法は，1987年（昭和60年）5月に制定され，介護福祉の実践者である介護福祉士，社会福祉士の行う業務と対象を，以下のように定めている．

　介護福祉士とは，介護福祉士の名称を用いて，専門知識・技術をもって，身体・精神上の障害があり，日常生活に支障のある者に対して，入浴・排泄・食事その他の介護を行い，また，被介護者および介護者に対して，介護に関する指導を行う者である．

　社会福祉士とは，社会福祉士の名称を用いて，専門的知識・技術をもって，身体・精神上の障害，環境上の理由により，日常生活に支障をきたす者の福祉に関する相談に応じ，助言・指導その

JCOPY　498-07918

第 13 章　医師法・薬事法・衛生法規　　183

他の援助を行う.

17) 精神保健福祉士法

　精神保健福祉士とは，精神保健福祉士の名称を用いて，精神障害者の保健および福祉に関する専門的知識および技術をもって，精神病院その他の医療施設において精神障害の医療を受け，または精神障害者の社会復帰の促進を図ることを目的とする施設を利用している者の社会復帰に関する相談に応じ，助言，指導，日常生活への適応のために必要な訓練その他の援助を行うことを業務とする者をいう.

18) 医療法

a. 医療法の改正

　わが国の医療供給体制の基本となる法律である医療法は，1948年（昭和23年）に定められた．しかし，その後の高齢化や疾病構造の変化，医療技術の進歩等に対応する必要が生じたため，改正が行われた.

　1985年（昭和60年）に行われた第一次医療法改正では，医療資源の地域的偏在の是正と医療施設の連携の推進を目指し，都道府県医療計画の導入等が行われた.

　さらに1992年（平成4年）には第二次医療法改正案が成立した．その主な内容は，①医療提供の理念規定の整備，②医療施設機能の体系化を図ることを目的とした，高度の医療を提供する病院としての特定機能病院，療養型病床群の制度化，③医療に関する適切な情報の提供（広告規制の緩和，院内掲示の義務づけ），などである.

b. 第三次医療法改正

　要介護者の増大に対応するために介護基盤の整備を図るとともに，地域における医療需要に対応できるように，1997年（平成9年）12月に第三次医療法改正が行われた．すなわち，①医療提供に

JCOPY　498-07918

184　第13章　医師法・薬事法・衛生法規

当たり，医療の担い手が適切な説明を行い，医療の受け手の理解を得るよう努める旨の規定，②診療所への療養型病床群設置の拡大，③地域におけるかかりつけ医，かかりつけ歯科医等を支援し，紹介患者への医療提供，施設・設備の共同利用や開放化，救急医療の実施等を行う地域医療支援病院の制度化，などである．

c. 21世紀へ向けた医療政策

（1）医療の質の向上

①21世紀へ向けての入院医療

病院の入院医療は，医療の中で重要な役割を担っている．しかし，急性期医療を必要とする患者と慢性期医療を必要とする患者等が同一病棟で混然と取り扱われている．また，わが国の平均在院日数が諸外国と比べて長期化している．このような問題を改善する必要がある．

②末期医療

がんなどの末期状態における適切な医療を確保するため，1989年（平成元年）の「末期医療のケアに関する検討会」報告書を受けて，疼痛緩和技術等に関する講習会や「在宅ホスピス ケア ガイドライン」の作成等が行われてきた．

③第三者機関による病院機能評価

質のよい医療を効率的に提供していくために，第三者による病院機能の評価を通じて組織体としての病院機能の一層の充実・向上を図ることを目的として1995年（平成7年）に（財）日本医療機能評価機構が設立された．

④インフォームド コンセント

第三次医療法改正においては，「医療の担い手は，医療を提供するに当たり，適切な説明を行い，医療を受ける者の理解を得るよう努めなければならない」という規定が医療法の総則規定に盛り込まれた．

第 13 章　医師法・薬事法・衛生法規　　**185**

（2）地域医療の確保

①かかりつけ医と病診連携

適切な地域医療の推進のためには，かかりつけ医の推進と，地域における医療施設機能の連携が重要となっている．平成5年度からかかりつけ医推進事業，平成3年度から病診連携推進事業を二次医療圏を対象として実施している．

②在宅医療

患者の生活の質を重視した医療の提供のためには，在宅医療を提供する体制の整備が不可欠である．平成7年度には「在宅療養の手引」を作成し，普及を図ってきた．

（3）マンパワーの確保と質的向上

少子高齢社会においては，質の高い医療の適切な提供を図るためマンパワー対策も重要な課題となっている．特に医療従事者の量的確保と，各従事者の資質の向上について対策を実施している．

19）医療計画

a. 医療計画の法制化

医療計画は，多様化，高度化する医療需要に対応して，地域の体系的な医療提供体制の整備を促進するため医療資源の効率的活用，医療施設間の機能連携の確保等を目的として1986年（昭和61年）8月に施行された．

医療計画の内容については，都道府県において，医療圏の設定，必要病床数，医療圏ごとの医療提供体制の整備の目標に関する事項について当該都道府県の医療事情を踏まえて主体的に作成するものである．

b. 医療計画作成の趣旨

近年の医療を取り巻く環境は，急速な少子・高齢化の進展，癌や循環器疾患をはじめとする慢性疾患の急増，医学の進歩による医療の高度化・専門化の進展，さらには情報化社会の進展など大きく変化している．

JCOPY 498-07918

186　第13章　医師法・薬事法・衛生法規

　　また，医療の質の向上に対する国民の要望は高まっており，要
介護者の増大に対応するために介護体制の整備を図ることや，日
常生活圏において通常の医療需要に対応できるよう医療提供体制
の整備を図ることおよび医療に関する情報提供を推進することが
求められている．

c. 医療計画の内容

　（1）圏域と必要病床数

　医療法に基づき，日常生活圏として二次医療圏を定め，都道府
県単位を三次医療圏とする．この二次医療圏内の一般病床数を人
口や受療率等によって「必要病床数」として定める．この数は当
該地域にどの程度の病床を整備すべきかという整備目標としての
性格をもつ．

　（2）医療提供体制の整備

　医療法改正の大きな柱は3つあり，高齢社会に対応した療養型
病床群の整備，地域医療の連携を強化する地域医療支援病院の創
設，そして医療機関の機能を調査し，その情報を公開する機能を
考慮した医療提供体制の整備である．

　このうち，機能を考慮した医療提供体制の整備としては，二次
および三次医療圏における，都道府県が必要と判断する医療機能
についての，施設・設備，取扱い件数，在院期間および紹介先な
どの実態調査，各医療機関への情報提供がある．

2　薬事法規

1）薬剤師法

　薬剤師は，国家試験に合格し，厚生労働大臣の免許を受けなけ
ればならない．薬剤師は，調剤・医薬品の供給その他の薬事衛生
に従事し，公衆衛生の向上・増進に寄与し，国民の健康な生活を
確保しなければならない．絶対的・相対的欠格事由は，医師法と
同様である．

JCOPY　498-07918

第13章　医師法・薬事法・衛生法規　　187

2）薬事法

医薬品・医薬部外品・化粧品・医療用具の品質，有効性，安全性の確保のために，必要な規制と研究開発の促進を図ることを目的とする．薬局を開設するのには，知事の許可を受け，3年ごとに更新しなければならない．

a．毒物・劇物取締法

毒物・劇物について，保健衛生上の見地から，必要な取り締まりを行う．シンナーの乱用も，この法で規制している．

b．麻薬・向精神薬取締法

麻薬・向精神薬の輸入・製造・製剤・譲り渡しについて，必要な取り締まりを行い，麻薬中毒者に対しても必要な治療を行い，公共の福祉の増進を図ることを目的とする．

3　保健衛生法規

1）地域保健法

地域保健対策の推進の基本となる事項を定め，母子保健その他の地域保健対策が，総合的に推進されることを目的とし，地域住民の健康保持・増進に寄与する．市町村が，住民に身近な保健サービスを母子・老人まで，一元的に実施する活動拠点としての保健センターの設置についても明記されている．

2）栄養士法

栄養士とは，知事の免許を受けて，栄養の指導に従事する者である．一方，管理栄養士とは，栄養業務のうち，複雑・困難なものを行う適格性をもつ者として，管理栄養士国家試験に合格し，厚生労働省の管理栄養士名簿に登録された者をいう．

3）調理師法

調理師の資格を定めて，調理の業務に従事する者の資質を向上

JCOPY 498-07918

188 第13章 医師法・薬事法・衛生法規

させ，国民の食生活の向上に資することを目的とする．知事の免許が必要である．

4 環境衛生法規

1) 食品衛生法

飲食に起因する衛生上の危害の発生を防止するため，すべての飲食物・添加物・器具・包装容器について衛生上の規制をしている．この法の中で，医師は，食品などによる中毒患者について，24時間以内に保健所長に届けなければならない．

2) 狂犬病予防法

この法律は，狂犬病の発生と蔓延防止のために制定され，イヌの狂犬病に適用される（狂犬病はネコ・リスなどからもうつる）．

5 公害関係法規

環境基本法は，環境保全の基本理念を定め，国・地方公共団体・事業者・国民の責務を明らかにし，環境保全に関する施策を総合的・計画的に推進することにより，国民の健康で文化的な生活を確保することを目的としている．

JCOPY 498-07918

索引

あ

iPS 細胞	9
アカントアメーバ	108
アジアかぜ	155
アジソン病	73
アダムス-ストークス症候群	67
アデノイド	112
アトピー性皮膚炎	94
アニサキス症	69
アミトロ	79
アミラーゼ	29
アルコール依存症	82
アルコール離脱症状	82
アルツハイマー型認知症	83
アルドステロン	35
アレルギー性結膜炎	107
アレルギー性鼻炎	84
あん摩マッサージ指圧師	144
悪性リンパ腫	77
E 型肝炎	158

い

インスリン	31
インフォームド コンセント	184
インフルエンザ	153, 158
医学	1
医学教育	3
医学倫理	3
医師	140
医師法	179
医術	1
医療協同従事者	4
医療計画	185
医療情報学	3
医療扶助	136
医療法	183
胃癌	70
胃・十二指腸潰瘍	70

胃食道逆流症（GERD）	72
胃・直腸反射	50
一酸化炭素中毒	91
1 類感染症	155

う

ウイルス性肝炎	160
ウイルス性結膜炎	108
ウイルス性出血熱	160
ウイルス性ゆうぜい	96
ウイルヒョウ	6
ウェゲナー肉芽腫症	86
ウエスト周囲径	113
うつ病・うつ状態	81

え

AIDS	7, 89, 165
A 型肝炎	71, 158
HDL コレステロール	114
S 状結腸	30
STD（sexually transmitted disease）	100, 159
MRI	8
MRSA	7
MMR ワクチン	104
エキノコックス症	158
エコノミークラス症候群	66
エボラ出血熱	7, 160
エリスロポエチン	33
エンゼルプラン	149
栄養士法	187
衛生検査技師	143

お

オウム病	90
横行結腸	30
横紋筋	17

か

カンジダ	99

ガス交換	21	基礎医学		2
ガワース徴候	80	器質的便秘		50
かぜ症候群	63	機能的便秘		50
下位運動ニューロン	56	義肢装具士	144,	182
下気道	23	救急救命士	144,	182
下行結腸	30	きゅう師		144
花粉症	84	急性アルコール中毒		90
過活動膀胱	76	急性胃炎		69
蝸牛	43	急性下痢		49
介護福祉士	144	急性化膿性外耳道炎		110
介護保険制度	137	急性灰白髄炎		156
回腸	29	急性気管支炎		63
回転性めまい	55	急性白血病		77
外陰炎	99	急性膵炎		71
外耳	44	急性蕁麻疹		95
外耳炎	110	嗅上皮		43
外耳道真菌症	110	共済組合		136
外分泌腺	30	狂犬病予防法		188
角膜	44	狭心症		67
拡張期血圧	113	胸痛		53
顎下腺	29	胸膜炎		66
喀血	58	筋ジストロフィー		80
肝炎	71	筋萎縮性側索硬化症（ALS）		79

ウイルス性 -	160		
E 型 -	158		
A 型 -	71, 158		
C 型 -	71		
B 型 -	71		

く

クッシング症候群（病）	73
クラミジア	76
クラミジア感染症	89
クラミジア トラコマチス感染症	90
クロイツフェルト-ヤコブ病	7
グルカゴン	31
くも膜下出血	78
空腸	29
空腹時血糖	113

肝臓		30
冠状動脈		20
看護師	142,	180
乾性咳		58
感染症の予防及び感染症の患者に対する		
医療に関する法律		153
関連痛		51
環境医学		2
眼精疲労		107

き

キノコ中毒	91
キャリア	161
ぎっくり腰	92
気管支拡張症	65
気管支喘息	64
気胸	66
起立性低血圧症	68

け

頸肩腕症候群	92
血友病	78
結核	166
結核予防法	166
月経困難症	98
月経前症候群	99
肩関節周囲炎	92
健康保険	136
言語遅滞	107
言語聴覚士	143

こ

コッホ	6
コメディカル	4
コレラ	89, 156
コンピューター断層撮影法	8
呼吸運動	27
呼吸窮迫症候群	103
鼓膜	44
五十肩	92
5類感染症	158
甲状腺	35
甲状腺機能亢進症	73
甲状腺機能低下症	73
交感神経	21, 40
更年期障害	99
抗利尿ホルモン	33
後期離脱症状	82
後天性免疫不全症候群（AIDS）	7, 89, 165
高血圧症	68
妊娠－	101
脂質異常症	72
高尿酸血症	72
高熱	45
喉頭	23
喉頭炎	112
硬膜下血腫	78
国際疾病分類	61
国勢調査	115
国民医療費	138
国民健康調査	129
国民健康保険	136
国民生活基礎調査	129
骨格筋	17
骨粗鬆症	94

さ

臍帯血移植	177
作業療法士	142
再興感染症	64
細菌性食中毒	87
細菌性赤痢	87, 156
細胞核	16
在院期間	133
産業医学	2
3類感染症	156

C型肝炎	71
CT	8
GERD	72
シェーグレン症候群	85
ショートステイ	152
ショックの5徴候	46
ジェンナー	6
ジフテリア	88, 156
じん肺症	65
子宮癌	100
子宮筋腫	100
糸球体	31
糸球体腎炎	74
刺激伝導系	21
視床下部	34
視床下部ホルモン	34
視能訓練士法	181
歯科医師	140
歯科医師法	179
歯科衛生士	142
歯科衛生士法	181
歯科技工士	142
歯科技工士法	181
歯周病	113
耳下腺	29
耳介	44
自律神経	21, 40
持続感染者	161
湿性咳	58
社会福祉士	143
社会福祉士・介護福祉士法	182
守秘事項	179
受容体	34
受療率	133
周産期死亡	127
収縮期血圧	113
十二指腸	29
柔道整復師	144
柔道整復師法	182
重症筋無力症	80
絨毛	29
出生率	120
准看護師	142, 180
女性の生殖器	41
助産師	141, 180
小腸	29

小胞体	16		**せ**	
消化性潰瘍	70			
硝子体	44	生命倫理		3
上位運動ニューロン	56	声帯		23
上気道	23	性（行為）感染症		100, 159
上気道炎	63	性腺		36
上行結腸	30	精神衛生法		151
色覚異常	109	精神保健福祉士法		183
色弱	109	脊髄		38
色盲	109	脊髄神経		39
食道癌	69	切迫性尿失禁		76
食品衛生法	188	接触性皮膚炎		95
食物アレルギー	85	舌下腺		29
心炎	85	尖圭コンジローム		97
心外性の動悸	60	先天性風疹症候群		104
心筋梗塞	67	船員保険		136
心室中隔欠損症	105	全身性エリテマトーデス		86
心臓神経症	60	前庭器官		43, 44
心臓性の動悸	60	前立腺肥大症		76
神経痛	80			
診療所	146		**そ**	
診療放射線技師	141, 180			
新型インフルエンザ	155	ソ連かぜ		155
新生児死亡	127	双極性障害		81
人口静態	115	早期離脱症状		82
人工関節置換術	85	総胆管		29
人工臓器	9	造骨細胞		17
人工肺サーファクタント	103	臓器移植法案		12
腎盂腎炎	75	尊厳死		12
腎臓	31, 33			
腎臓移植	75, 176		**た**	
腎不全	173			
蕁麻疹	95	ダウン症候群		107
急性 -	95	ダニエルの分類		98
慢性 -	95	多剤耐性菌		64
		多発性筋炎		86
	す	唾液腺疾患		112
		体位ドレナージ		65
ズブアラ	79	体温調節		43
スペインかぜ	155	体循環		22
頭痛	55	体性痛		51
水晶体	44	帯状疱疹		97
水痘	104	大腿骨頭虚血性壊死		94
膵管	29	大腸		30
膵臓	30	大腸癌		70
髄膜炎	78	大腸ポリープ		70
		大動脈瘤		69
		単純疱疹		97

胆石症	71
胆嚢	30
男性の生殖器	41

ち

地域保健法	187
腟炎	99
中耳	44
中耳炎	111
中枢神経系	36
中枢性嘔吐	48
中性脂肪	113
中熱	45
虫垂	30
超音波検査法	8
腸チフス	89, 156
調理師法	187

つ

つつが虫病	157
椎間板ヘルニア	92
痛風	72

て

テトロドトキシン	91
テネスムス	49
てんかん	82
手足口病	104
低出生体重児	103
低血圧症	68
起立性−	68
鉄欠乏性貧血	76

と

トラコーマ	90
トリコモナス原虫	99
ドライアイ	107
吐血	59
凍傷	96
凍瘡	96
透析療法	75
統合失調症	81
糖尿病	72
糖尿病性網膜症	109
同種骨髄移植	77
洞結節	21

動脈硬化症	67
動揺病	111
特定機能病院制度	183
特発性間質性肺炎	65
毒物・劇物取締法	187
突発性難聴	111

な

ナルコレプシー	83
泣き入りひきつけ	106
内因性発熱物質	45
内視鏡検査	8
内耳	44
内臓痛	50
内分泌細胞	34
内分泌腺	30
軟骨輪	24
難病対策	172

に

ニュールンベルグの倫理綱領	10
にきび	97
日本脳炎	157
2類感染症	156
乳癌	102
乳児死亡	127
乳児死亡率	149
乳腺症	102
尿意切迫感	76
尿細管	32
尿毒症	74
尿閉	57
尿路結石	75
妊産婦死亡率	149
妊娠悪阻	100
妊娠高血圧症	101
妊娠中毒症	101

ね

ネフローゼ症候群	74
ネフロン	31
熱傷	95
熱性けいれん	105
年齢調整死亡率	122
年齢による感染率の差	161

の

ノーベル医学生理学賞	9
脳	36
脳下垂体	34
脳血管性認知症	83
脳血栓症	78
脳梗塞	78
脳死判定基準	11
脳腫瘍	80
脳出血	78
脳神経	38
脳性麻痺	105
脳塞栓症	78
脳内出血	78

は

ハーヴェイ	6
ハンセン病	164
ハンドグリップ テスト	101
バセドウ病	73
パーキンソン病	79
パスツール	6
パニック障害	82
パラチフス	89, 156
パラメディカル	4
破骨細胞	17
破傷風	88, 158
肺炎	64
特発性間質性 −	65
肺炎クラミジア感染症	90
肺癌	66
肺結核症	64
肺血栓・塞栓症	65
肺毛細血管	21
排尿異常	57
排便反射	50
白内障	109
橋本病	73
8020（ハチマル・ニイマル）運動	152
はり師	144

ひ

B 型肝炎	71
ヒステリー	82
ヒポクラテス	5
ヒポクラテスの誓い	5
ヒュー‐ジョーンズの分類	53
ビ・シフロール	81
ビスホスホネート製剤	94
皮膚筋炎	86
皮膚真菌症	97
非ホジキンリンパ腫	77
非淋菌性尿道炎	76
微熱	45
百日せき	159
表面活性物質	24
標的細胞	34
病院	146

ふ

VRE	7
フィッティング異常	108
フグ中毒	91
フレミング	7
プロトンポンプ阻害剤	72
ぶどう膜炎	108
不随意運動	56
不整脈	67
浮腫	47
浮動性めまい	55
風疹	104
副甲状腺	35
副甲状腺ホルモン	33, 35
副交感神経	40
副腎	35
副鼻腔炎	111
噴門	29

へ

ヘルシンキ宣言	10
ヘルス チーム	4
ヘルス プロフェッショナル	4
ベーチェット病	87
ベルナール	6
ペニシリン	7
平滑筋	17
変形性膝関節症	94
扁桃炎	112
便秘	49
器質的 −	50
機能的 −	50

ほ	
ホームヘルプサービス	152
ホジキンリンパ腫	77
ホメオスターシス	14
ボツリヌス菌	87
ポリポージス	70
保健師	141, 180
補助呼吸筋	27
母子保健法	149
放散痛	51
放射線技師法	180
乏尿	57
膀胱炎	75
香港かぜ	155

ま	
マラリア	90, 157
まだら認知症	83
麻疹	103, 159
麻薬・向精神薬取締法	187
末期医療	184
末梢神経系	38
末梢神経麻痺	93
末梢性嘔吐	48
慢性胃炎	69
関節リウマチ	86
慢性下痢	49
慢性腎不全	75
慢性蕁麻疹	95
慢性閉塞性肺疾患（COPD）	64
慢性便秘	50

み	
ミトコンドリア	16
味蕾	43
三日はしか	104

む	
むずむず脚症候群	81
無症候性キャリア	165
無尿	57
虫歯予防デー	152

め	
メタボリックシンドローム	113
メニエール病	111
めまい	55
迷走神経	21

も	
網膜	44

や	
夜間頻尿	76
夜尿症	106
薬剤師	141
薬剤師法	186
薬事法	186
薬疹	96
薬物アレルギー	84

ゆ	
有訴率	130
幽門	29

よ	
予防医学	2
腰痛症	92
4類感染症	157

ら	
ライ症候群	106
ライター症候群	90
ラムゼイ - ハント症候群	97
ランゲルハンス島	30
らい予防法	164

り	
living will	13
リウマチ熱	85
リスター	6
リソゾーム	16
リボゾーム	16
リンパ循環	23
理学療法士	142
理学療法士・作業療法士法	181
流行性耳下腺炎	104
流産	101
療養型病床群	147
制度	183
緑内障	108

淋疾	75	レストレッグスシンドローム	81
臨床医学	2	レニン	33
臨床検査技師	143	レントゲン	6
臨床検査技師・衛生検査技師法	180		
臨床工学技士	144, 181		

れ

レイノー症状	86
レオナルド ダ ヴィンチ	6

ろ

老人医療	136
老人福祉法	150
老人保健法	135, 151

〈著者紹介〉

北村　諭（きたむら　さとし）

1961 年	東京大学医学部卒業	**主な受賞**	
1962 年	東京大学第三内科入局	1969 年 ベルツ賞	
1970 〜 71 年	米国ヴァージニア医科大学留学	1977 年 日本胸部疾患学会熊谷賞	
1971 〜 72 年	テキサス大学ダラス分校留学	1982 年 国際胸部医学会日本支部賞	
1979 〜 02 年	東京女子医科大学非常勤講師	1997 年 内視鏡医学研究振興財団　顕彰	
1980 〜 85 年	群馬大学医学部非常勤講師	**学会会長**	
1982 〜 85 年	東京大学医学部第三内科講師	第 18 回 日本呼吸器内視鏡学会総会会長	（1995 年）
1985 〜 99 年	自治医科大学呼吸器内科教授	第 15 回 日本サルコイドーシス学会総会会長	（1995 年）
1999 年〜	自治医科大学名誉教授	第 36 回 日本呼吸器学会総会会長	（1996 年）
1988 〜 91 年	東海大学医学部非常勤講師	第 17 回 日本炎症・再生医学会会長	（1996 年）
1994 〜 96 年	浜松医科大学非常勤講師	第 74 回 日本結核病学会総会会長	（1999 年）
1998 〜 99 年	秋田大学医学部非常勤講師	第 50 回 日本アレルギー学会総会会長	（2000 年）
1999 〜 01 年	徳島大学医学部非常勤講師	**専門医**	
1999 〜 03 年	医薬品調査機構顧問	日本呼吸器学会専門医・指導医	
1999 〜 03 年	埼玉県立大学教授	日本アレルギー学会専門医	
2003 年〜	埼玉県立大学名誉教授	気管支鏡専門医・指導医	
2000 年〜	南栃木病院院長	日本内科学会認定医	
2012 〜 16 年	公益財団法人日本呼吸器財団	日本禁煙学会専門医	
	理事長	日本結核病学会指導医	
2016 年〜現在	日本呼吸器財団名誉理事長		

主な著書

気管支ファイバースコピーの臨床（南江堂，1997 年）

胸部 X 線診断アトラス（南江堂，1999 年）

胸部 MRI アトラス（中山書店，2000 年）

やさしい COPD の自己管理（医薬ジャーナル社，2001 年）

やさしい禁煙の方法と自己管理（医薬ジャーナル社，2001 年）

各科に役立つ救急処置・処方マニュアル（医歯薬出版，2005 年）

コメディカルのための診断学概論（中外医学社，2005 年）

コメディカルのための医学概論　第 7 版（中外医学社，2020 年）

呼吸器疾患 state of arts Version 6（医歯薬出版，2013 年）

これだけで十分内科医のための処方集　第 6 版（中外医学社，2016 年）

コメディカルのための内科学　第 7 版（中外医学社，2020 年）

専門領域

急性肺損傷の病態と治療，アレルギー性肺疾患（気管支喘息など），間質性肺疾患，肺癌の診断と治療，
画像診断，気管支鏡，胸腔鏡，禁煙治療，COPD の病態と治療，サルコイドーシスの診断と治療

コメディカルのための専門基礎分野テキスト

医学概論 　ⓒ

発　行	2001 年 4 月10 日	初版 1 刷
	2005 年 3 月 1 日	2 版 1 刷
	2005 年 4 月 5 日	2 版 2 刷
	2007 年 3 月10 日	3 版 1 刷
	2008 年 4 月 1 日	3 版 2 刷
	2009 年 3 月 1 日	3 版 3 刷
	2010 年 3 月 1 日	4 版 1 刷
	2012 年 3 月10 日	4 版 2 刷
	2013 年 4 月 5 日	5 版 1 刷
	2014 年 2 月20 日	5 版 2 刷
	2017 年 3 月20 日	6 版 1 刷
	2019 年 3 月 1 日	6 版 2 刷
	2020 年 4 月 1 日	7 版 1 刷

著　者　北　村　　諭

発行者　株式会社　中外医学社

代表取締役　青　木　　滋

〒 162-0805　東京都新宿区矢来町 62

電　　話　　03-3268-2701（代）

振替口座　　00190-1-98814 番

印刷・製本 / 三和印刷（株）　　　　　　＜ MS・MU ＞

ISBN978-4-498-07918-2　　　　　　Printed in Japan

JCOPY ＜（社）出版者著作権管理機構 委託出版物＞

本書の無断複製は著作権法上での例外を除き禁じられています．

複製される場合は，そのつど事前に，（社）出版者著作権管理機構

（電話 03-5244-5088，FAX 03-5244-5089，e-mail: info@jcopy.or.jp）

の許諾を得てください．